Drogen auf Reisen

Die Suche nach dem Highligen Gral

Stefan Haag

DROGEN AUF REISEN

Die Suche nach dem Highligen Gral

Lucvs Rausch Extrakt

NACHTSCHATTEN VERLAG

IMPRESSUM

Stefan Haag
Drogen auf Reisen – Die Suche nach dem Highligen Gral

Nachtschatten Verlag AG
Kronengasse 11
CH-4500 Solothurn
Tel: 0041 32 621 89 49
Fax: 0041 32 621 89 47
info@nachtschatten.ch
www.nachtschatten.ch

Der Nachtschatten Verlag wird vom Bundesamt für Kultur mit einem Strukturbeitrag für die Jahre 2021–2024 unterstützt.

Projektbetreuung: Markus Berger, Felsberg
Korrektorat: Jutta Berger, Felsberg
Layout und Umschlaggestaltung: Nina Seiler, Zürich
Mitarbeit: Silvia Aeschbach, Bern

Druck: Druck und Verlag Steinmeier, Deiningen
ISBN: 978-3-03788-616-8

INHALTSVERZEICHNIS

Vorwort

»Drogen auf Reisen« heißt eine der Serien in unserem verlagseigenen Magazin *Lucys Rausch*, mit dem wir seit 2014 den Zeitschriftenmarkt rund um psychotrope Substanzen und Kultur bereichern. Die Reihe, die im Jahr 2017 in Ausgabe 6 unseres Periodikums begann, ist mir eine große Ehre und unermessliche Freude zugleich, bin ich doch seit meinen prägenden Zeiten als junger Psychonaut immer schon ein Fan der Geschichten von Stefan Haag. Denn es sind nicht einfach nur Geschichten, und schon gar keine fiktiven, ganz im Gegenteil: Stefan berichtet stets von eigenen Erlebnissen als Globetrotter, der er nun mal ist, sowie als Liebhaber exquisiter psychoaktiver Stoffe. Und das war insbesondere früher – und ist es heute noch – nicht gerade ungefährlich. In mancher Gegend des Globus wandert man schon für geringe Mengen an verbotenen Rauschmitteln hinter Gitter oder in den Karzer. Das hat Stefan Haag schon vor Jahrzehnten gewusst und seine Leser davor gewarnt, es als Touristen in dieser oder jener Region allzu lax angehen zu lassen. Andererseits gibt er seinen Fans durch die Blume auch bereichernde Hinweise aus eigener Erfahrung, wo bzw. wie es am leichtesten ist, an Kräuter, Pulver und andere geistbewegende Preziosen heranzukommen, wenn man selbst auf Reisen ist.

Die Geschichten in diesem Buch stellen einen Extrakt unserer *Lucys-Rausch*-Serie dar. Eine kleine Auswahl weiterer Texte, die wir dem Band beigefügt haben, erschien im *grow!-Magazin*, der mittlerweile dienstältesten deutschsprachigen Cannabiszeitschrift. Auch dort publiziert Stefan seit Jahr und Tag seine anekdotischen Artikel und betreut darüber hinaus die Rubrik »Frag Haag«, in der er Leserinnen und Lesern zu verschiedenen Reisedestinationen und den entsprechenden »psychoaktiven Verhältnissen« Auskunft gibt. Als Lektor des *grow!-Magazins* bearbeite ich Stefan Haags Artikel auch dort.

Für mich ist Stefan Haag der letzte noch lebende Beatnik dieser Welt. Ganz in der Tradition von Jack Kerouac, William S. Burroughs, Allen Ginsberg und Co. Seine Reiseberichte – im wahrsten Sinne Tripreports, und zwar der extravaganten Art – sind so lebendig geschrieben, wie man es heutzutage nur noch selten zu lesen bekommt. Vor allem sind Stefans Texte voll von kosmopolitischem Insiderwissen und gelebter Menschenkenntnis. Kein Wunder, wenn man sich ständig auf Achse rund um den Erdball befindet. Und erst seine humoristische Ader! Mit seinem Wortwitz und Sinn für situative Komik vollzieht er einen Ballanceakt zwischen häufig wechselnder Feinsinnigkeit und Vulgarität, zwischen sensiblem, hintergründigem Humor und emotionalen, von Kraftausdrücken gepägten Ausbrüchen – die Rezeptur, die Stefan Haags Schreibstil so einzigartig macht. Wie oft musste und muss ich beim Redigieren von Stefans Artikeln spontan lauthals loslachen und die Arbeit für eine Weile unterbrechen, weil der Tränenfluss eine effiziente Korrektur verunmöglicht.

Imposant sind die Einblicke, die Stefan Haag in das authentische Leben der jeweiligen Länder gewährt, weil er eben nicht in Touristenghettos geht, sondern das echte Savoir-vivre der entsprechenden Gegenden exploriert und erforscht. Dabei gelingt es ihm immer, Gleichgesinnte ausfindig zu machen, die ihm das Eintauchen in fremde Kulturen erst so richtig ermöglichen und ihn stets – nun ja, zumindest meistens – zu den »guten Stoffen« führen, deren Genuss er so gern frönt. Wer könnte es ihm verdenken? Die gekonnte und virtuos umgesetzte belletristische Aufzeichnung dieser Erlebnisse und Begebenheiten ist es, was uns an Stefan Haags Werken[1] so begeistert. Und deshalb bin ich stolz, dass wir diese Sammlung inspirierender Storys im Nachtschatten Verlag präsentieren und für die Zukunft gebündelt erhalten dürfen.

Markus Berger
Felsberg, im Juni 2023

1 Stefan ist übrigens nicht nur belletristischer Autor von drogenaffinen Reiseberichten, sondern hat auch drei Bücher zur Ethnobotanik sowie das Buch *Hanfkultur Weltweit* veröffentlicht.

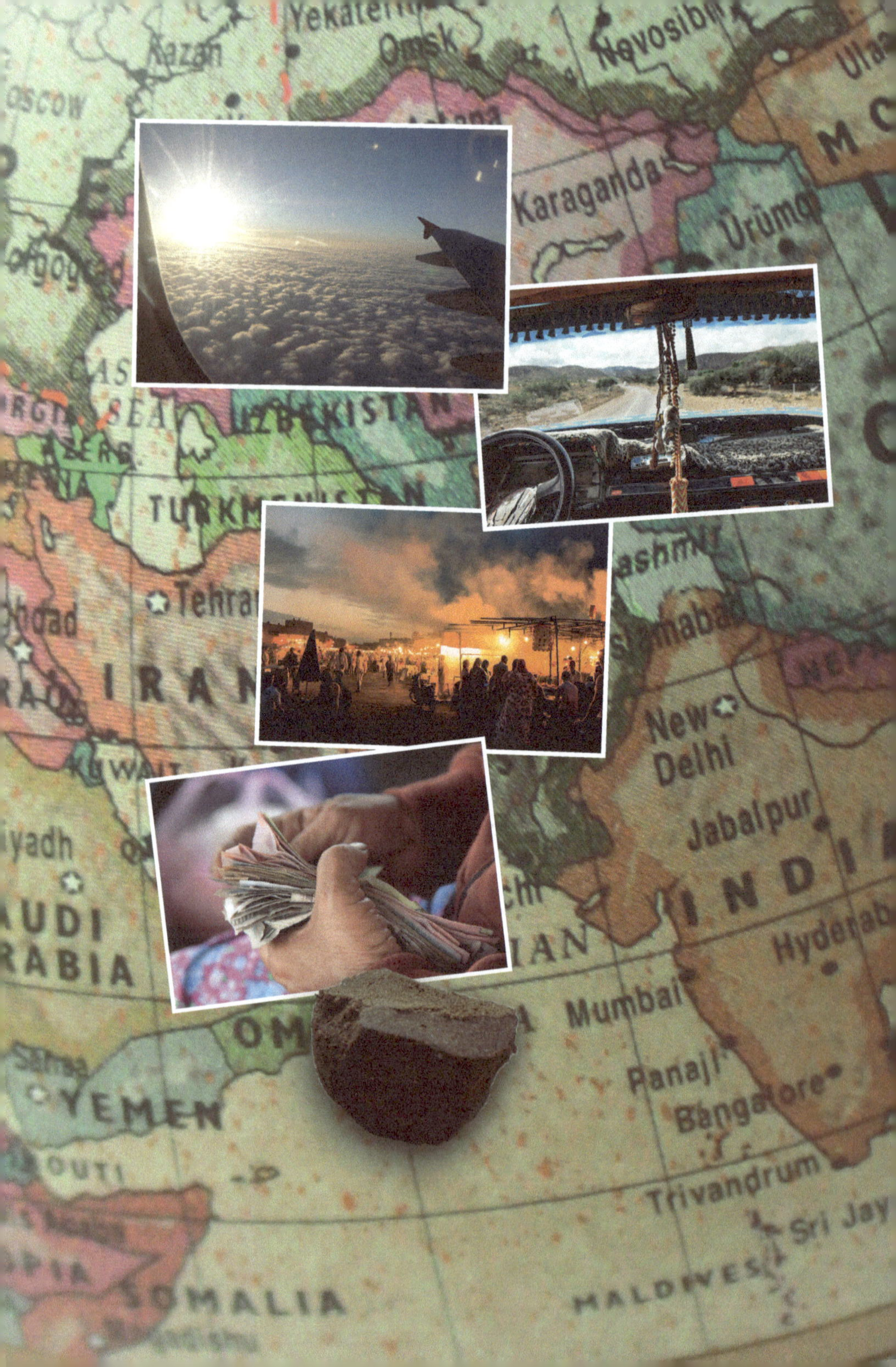

Kazan
Omsk
Karaganda
New Delhi
Jabalpur
Mumbai
Panaji
Bangalore
Trivandrum
YEMEN
SOMALIA

Risiken und Gefahren – und wie sich diese vermeiden lassen

Es gibt wohl kaum einen Menschen in Psychonautenkreisen, der nicht in irgendeiner Form, sei es beruflich oder aus privaten Gründen, ab und zu ins Ausland reist. Und ich gehe davon aus, dass die allermeisten mehr oder weniger intensive Erfahrungen mit illegalem Tun in fremden Ländern haben, so wie auch jeder seine persönliche Strategie hat, wie er (und natürlich auch sie) an die Dinge herankommt, an die man nicht herankommen soll. Ich beschäftige mich seit meinem ersten Trip 1978 nach Marokko (nach drei Tagen völlig entnervt wieder heimgefahren!) intensiv mit der Thematik – am Anfang ausschließlich wegen Cannabis, dann irgendwann und lange Zeit wegen so ziemlich allem, und jetzt, im gesetzteren Alter, wieder im Schoße von Mary Jane.

Um es vorwegzunehmen, in den nun vierzig Jahren, in denen ich im In- und Ausland notgedrungen in der Illegalität wandle, hat sich verdammt wenig verändert. Klar, wenn ich in die USA reisen dürfte, wären zum Beispiel Colorado und Kalifornien eine Option, die es so vor 40 Jahren noch nicht gab. Da hat sich natürlich mit der Legalisierung von Cannabis Grundlegendes verändert. Aber in vielen Ländern hat sich die Situation überhaupt nicht positiv entwickelt, im Gegenteil. Man denke nur an Malaysia und die Philippinen, denen man eigentlich nur noch den Stempel »unbesuchbar« aufdrücken kann. Unbesuchbar zumindest, wenn man auf ein einigermaßen entspanntes Set und Setting Wert legt, und das geht meines Erachtens nur, wenn es die konkrete Sicherheitslage vor Ort zulässt.

Bevor wir uns in den folgenden Geschichten mit verschiedenen Gegenden und Ländern beschäftigen, widme ich mich ausschließlich dem Thema Sicherheit, damit aus Lucys Traum kein Alptraum wird.

Im Grunde drohen einem in der Fremde dieselben beiden Hauptgefahren wie in heimatlichen Gefilden auch: Erstens, man wird beschissen, oder zweitens, man wird erwischt. Ersteres ist ärgerlich, aber harmlos (es sei denn, man kriegt Rattengift statt Koks, oder es war das letzte Geld), das andere dagegen bestenfalls suboptimal, im schlechtesten Fall aber lebensgefährlich.

Ich möchte hier keine (zusätzliche) Paranoia schüren; ich wurde selbst rund zehnmal im Ausland wegen Drogenbesitzes vorübergehend verhaftet – mit Betonung auf vorübergehend, weil jedesmal die viel geschmähte weltweit grassierende Korruption das Mittel der Wahl war, um das geltende Recht zu beugen und wieder freizukommen. Man mag ja über die Korruption lamentieren, wie man will – im Falle eines »Unfalls« dankt man Gott oder dem Teufel dafür, dass es sie gibt, die gute alte Korruption. Und wenn ich den Bullen mein letztes Hemd gebe – alles besser, als in irgendeinem gottverlassenen Kerker zu hocken und festzustellen, dass es gerade in den Ländern, in die es Drogenkonsumenten besonders gerne zieht, rechtsstaatliche Verhältnisse nicht wirklich gibt.

Erschwerend kommt hinzu, dass manche deutsche Botschaft ihrer konsularischen Pflicht der Gefangenenbetreuung im Ausland bei Rauschgiftdelikten aus Kostengründen reichlich ungern bis gar nicht nachkommt. Sorry, aber bevor es mir an den Kragen geht, scheiß ich auf die Moral. Nach einem extrem gewalttätigen Übergriff im Senegal mit vorgehaltener Knarre, Schlägen und Handschellen habe ich mich sogar mal gefragt, ob ich bereit gewesen wäre, diesen Drecksbullen abzuknallen, wenn das der einzige Ausweg gewesen wäre. Die Antwort lautete: ja.

Aber auch diese Sau (ich beschimpfe Menschen ungern in dieser Art und Weise, aber der Typ war der Prototyp eines menschlichen Schweins) war auf nichts anderes aus als auf meine Kohle. Leider war er Stationsvorsteher, und somit gingen seine Befugnisse und sein Drohpotenzial recht weit. 1000 Dollar, den Fotoapparat und die Beschlagnahmung aller Vorräte kostete mich der Spaß. Und all das nur, weil ich den falschen Mann am falschen Ort das Falsche gefragt hatte.

Womit wir beim Thema Beschaffung angekommen wären. Wer öfter an denselben Ort reist, hat diese Frage für gewöhnlich geklärt. Ich für meinen Teil fahre eben darum gerne immer wieder, zumindest zum Beginn einer Reise, an denselben Ort, damit ich nicht immer wieder aufs Neue die richtigen Leute suchen muss. Das ist bekanntlich nicht immer einfach, weil die meisten Leute, die einem Traveller ungefragt Drogen anbieten, Betrüger sind, die sich auf leichte Opfer wie unsichere oder gierige Ausländer spezialisiert haben.

Meine Taktik auf fremdem Terrain sieht etwa so aus: Wenn ich nichts mitgenommen habe und auch nicht sicher weiß, woher ich meine tägliche Ration Hanf bekomme, ist mein erster Ansprechpartner gewöhnlich der Taxifahrer, der mich vom Flughafen zum Hotel fährt. Denn er verdient Geld mit mir, ist mit Sicherheit kein Bulle, und – glaubt es mir – 90 Prozent aller Taxifahrer weltweit wissen, wo es Drogen gibt, falls sie nicht sogar selber welche verkaufen. Ob sie es dir sagen oder dich sogar gleich dorthin fahren, hängt – und wieder sind wir mitten im Thema – in erster Linie von deiner Bereitschaft ab, sie finanziell partizipieren zu lassen. Gefühlte Regel: Doppelter Fahrpreis, und er fährt dich vor des Dealers Türe, wartet brav in seinem Toyota oder Daimler und bringt dich nach vollzogenem Geschäft direkt ins Hotel.

Taxifahrer, Nachtportiers und Traveller. In ganz Lateinamerika, in Nah- oder Fernost, aber auch in Spanien und Portugal ist der Taxifahrer Lucy's *best friend.* Sprachkenntnisse helfen natürlich ungemein, denn nicht überall sprechen Taxifahrer Englisch oder gar Deutsch. Aber notfalls geht das auch mit einfacher Zeichensprache; meine Freunde vom Transportgewerbe sind einiges gewohnt und lassen sich durch nichts erschüttern. Ich habe unzählige Deals über oder mit Taxifahrern gemacht. Kein einziger war link.

Ist einem das zu suspekt, gibt es auch in jedem Hotel Leute, die man unbesorgt fragen kann; zwar nicht unbedingt den- oder diejenige an der Rezeption, die sind leider oft Mitstreiter des Inhabers, und der wiederum will normalerweise keine Drogenleute in seinen heiligen Hallen (Ausnahmen bestätigen die Regel). Aber sowohl die unterbezahlten Jungs, die einem für zehn Cent den Rucksack hochtragen als auch der Barkeeper, Kellner oder meine speziellen Freunde, die Nachtportiers, törnen oft selber und wissen Bescheid. So beklagenswert es sein mag, aber auch hier ist eine gewisse Großzügigkeit von höchstem Nutzen. Und selbst wenn man brüskiert abgewiesen wird, droht einem aus diesem Personenkreis keinerlei Gefahr. Man ist schließlich Gast und Kunde.

Hotels, in denen Rucksackreisende absteigen, sind preiswert und meist keine Sterne-Häuser, aber erfahrungsgemäß trifft man dort am ehesten seinesgleichen. In vielen Ländern gibt es Traveller, die sich ihren Trip durch Dealen mit anderen Reisenden finanzieren. Das Prinzip sieht so aus: Der Kollege kauft zum Beispiel beim Bauern im Rif (Marokko) für 1000 Euro ein Kilo Hasch, fährt damit unbehelligt als harmloser Tourist im Bus nach Agadir ans Meer und verkauft dann dort das Piece zu europäischen Preisen an europäische Kunden, die lieber bei einem Landsmann das Fünffache des normalen Straßenpreises bezahlen, als sich auf dubiose

Angebote von Strandverkäufern einzulassen oder gar in der Medina selbst auf die Suche zu gehen. Sicher eine gute Möglichkeit, etwas zu bekommen: Diese Traveller-Dealer oder dealenden Traveller konsumieren alle selber, haben also gutes Material und – wie du und ich – höllische Angst vor der Polizei. Es ist gut, irgendwo anzukommen und so jemanden zu treffen.

Stadtpark oder Freudenhaus. Wenn dir weder der Taxifahrer noch der Hotelpage noch andere Reisende helfen können oder wollen, ist der logische nächste Schritt das Aufsuchen entsprechender Örtlichkeiten wie Kneipen, Bars, Discos oder Stadtparks. Das Internet hilft dir gerne weiter. Geheimnisse gibt es da keine mehr. Aber das Risiko für Betrug und polizeiliche Übergriffe steigt proportional zum Bekanntheitsgrad einer Szene. Warum es sich schwer machen, wenn die Opfer sich freiwillig alle am gleichen Ort einfinden? Das denken die Dealer, und das denken die Herren von der Polizei. Hier kann die Sache dann überaus haarig werden, daher noch einmal der eindringliche Hinweis, dass die aufdringlichsten Verkäufer leider die suspektesten sind. Gerade der erste Deal im neuen Umfeld ist der gefährlichste, weil man – so geht es zumindest mir –, nach womöglich 10 000 Kilometern Flug halt gierig ist und rektal nichts dabei hat ...

Manche Orte haben allerdings keine offene oder versteckte Drogenszene. Wenn dann auch noch die Taxifahrer nicht funktionieren, gibt es einen letzten Weg, einen Kontakt zu finden, und der führt ins lokale Freudenhaus. Die meisten Prostituierten nehmen selber Drogen, sind meist gute Menschen und kennen die Unterwelt wie niemand sonst. Ich musste zwei-, dreimal diesen Weg gehen und bezahlte den eigentlichen Sex-Preis für den Kontakt zum Dealer, der gewöhnlich identisch mit dem Zuhälter ist. Das klappte einwandfrei. Im Puff kriegst du den besten Stoff, heißt es landläufig. Da ist was dran. Gibt es hingegen nicht mal mehr ein Freudenhaus, dann bist du aus Versehen in Nordkorea oder Saudi-Arabien ausgestiegen. Da helfen dann nur noch direkte Kontakte zur jeweiligen Despoten-Dynastie.

Soviel, rein exemplarisch, zur Suche am ersten Tag im fremden Land. Fazit: Trau, schau, wem – und besser ist es allemal, eine Notration dabei zu haben. Oder zu verzichten, bis man am richtigen Ort zur richtigen Zeit ist. Das ist schon in Sachen Hanf unangenehm genug.

Unangenehmer als der Entzug des täglichen Brots ist der Verlust der Freiheit. Und da gibt es, nichts eint uns so sehr wie das, einen gemeinsamen natürlichen Feind: die Polizei. Mal mehr, mal weniger (wegen Kiffens in einigen Ländern inzwischen gar nicht mehr), aber im Großen und Ganzen zwingt uns die Prohibition im Umgang mit den Gesetzeshütern zu Verhaltensweisen, die auch jeder gewöhnliche Kriminelle kennt: Tarnen, Täuschen und Verpissen.

Shit happens: Polizeikontrollen. Generell halten sich Polizisten in den allermeisten Regionen im Umgang mit Touristen extrem zurück und lassen Mann (und Frau noch viel mehr) völlig in Frieden. Fast überall ist der Tourismus ein wichtiger, oft sogar der wichtigste Wirtschaftsfaktor, und die Polizei ist angewiesen, für die Sicherheit der Kundschaft zu sorgen und ihnen nicht das Leben schwer zu machen. Und das tun sie auch fast nirgends, es sei denn – wir ahnen es – der Urlauber nascht von den verbotenen Früchten, die so manches Land im Überfluss besitzt. Dann kann es unter Umständen äußerst unangenehm bis lebensgefährlich werden. Folgende Szenarien sind denkbar:

Szenario Nummer eins – passierte mir vor ein paar Wochen erst auf dem Busbahnhof von Alicante (Spanien): Du wartest nichtsahnend mit einem kleinen Stück Haschisch im Tabakbeutel auf deinen Bus, da kläfft dich plötzlich ein Köter an. Nicht irgendeine Töle natürlich, sondern ein Drogenhund der lokalen Polizeibehörde, die routinemäßig durch den Busbahnhof schlendert, um böse Haschhändler (Alicante ist aufgrund seiner geografischen Nähe zu Marokko eine Hochburg) zur Strecke zu bringen. Nun denn, das zum Hund gehörende Herrchen und seine Helfershelfer wenden sich an dich und fragen dich, ob du Drogen dabei hast. Und ehe du überlegen kannst, wie du jetzt dieses kleine Piece aus dem Tabak in der Brusttasche herauszaubern und verschwinden lassen kannst, beginnt auch schon die Leibes- und Gepäckvisitation auf der Behindertentoilette des Bahnhofs.

Um das Prozedere abzukürzen, rücke ich das Piece freiwillig raus. Es ist eine lächerliche Menge, der Reiseproviant für einen Tag, also vier, fünf Joints. Da muss selbst der Bulle müde grinsen: »Mehr nicht, Kollege?« Ich verneine und werde recht behalten, was er dann nach zehn Minuten intensiver Suche auch feststellt. »Tut mir leid, *Amigo,* das muss ich beschlagnahmen.« Dann macht er ein Erinnerungsbild von meinem Ausweis, und schwupps verschwinden die beschlagnahmten Drogen in der Außentasche der schmucken Uniform eines freundlichen Beamten der Policia Nacional.

Seine Kaffeepause war gerettet, meine war versaut. Na gut, Shit happens. Keine Strafe, kein Protokoll, das Schlimmste war, dass ich den Bus verpasste, doch was hätte ich besser machen können? Hätte ich das Piece im Mund gehabt, hätte ich es schlucken oder heimlich ausspucken können. Aber wer hat seinen Stoff schon permanent im Mund? Oder gar im Arsch? Auch sicher, aber irgendwie eher unpraktisch, vor allem, wenn man zwischendurch mal einen durchziehen möchte. Grins. Das sind Techniken für besondere Anlässe, und dazu gehörten stinknormale Busfahrten in Spanien bislang nicht. Ich werde es künftig überdenken.

Szenario Nummer zwei – irgendwie auch lustig, allerdings etwas untypisch – passierte mir einst in Kolumbien, wo ich beim Stoffkauf wohl beobachtet wurde und kurz darauf einer Polizeikontrolle unterworfen wurde. Man fand 20 Gramm Base und fragte mich, was ich damit vorhätte, ich sagte »Konsumieren«. Aha! Dann folgte die Frage, wie viel Geld ich bei mir habe. Es waren fast 200 Dollar. Aha! Dann stellten mich die Beamten vor die Alternative: Man könne mich jetzt auf die Polizeiwache mitnehmen, dann die Immigracion informieren und blablabla, oder – wir ahnen es – man könne sich wie *»hombres«* einigen. Ein fairer Vorschlag, wie ich meine. Ich willigte ein (alles andere wäre Wahnsinn gewesen), und bekam nach erfolgter Zahlung tatsächlich den Stoff zurück. Dann wünschte man mir einen schönen Abend und einen noch viel schöneren Urlaub – und ich solle aufpassen mit dem guten Stoff.

Ich nehme mal an, Bullen und Dealer haben zusammengearbeitet. Nun ja. Shit happens. Hätten sie nicht kooperiert (oder wäre es nicht mein Stammdealer gewesen), wäre der Stoff auf Nimmerwiedersehen weg gewesen, ist doch klar. Und so geht es halt in den allermeisten Fällen über die Bühne. Einen kleinen Trumpf hat man schließlich, weil Korrupt-Sein natürlich auch verboten ist und die Bullen deshalb unter einem gewissen Zeitdruck stehen, sprich, die Sache schnell erledigen wollen.

Szenario Nummer drei kommt ins Spiel, wenn die Polizisten oder diejenigen, die sich als Polizisten ausgeben, alle Zeit der Welt haben und wir uns überdies irgendwo befinden, wo Korruption nicht wirklich illegal ist, sondern zum Grundeinkommen der Polizei gehört, wie zum Beispiel in Westafrika und anderswo. Dann ist echt Schluss mit lustig, denn denen fällt dann beispielsweise auch auf, dass man eine Kreditkarte hat, die man plündern kann, und dass auch Kamera, Handy, selbst Klamotten einen gewissen Wert darstellen. Und diese Hyänen nehmen dir dann einfach alles weg. Wenn du Glück hast, lassen sie dir den Pass und die am Limit belastete Kreditkarte, das ist ihnen dann doch zu heiß. Aber dann steht man da wie ich in Saint Louis (Senegal) vor zehn Jahren, einfach mal mit nichts. Sehr, sehr unangenehm.

Aber dennoch kein Vergleich zu Szenario Nummer vier, das sich meistens an den Flughäfen oder Grenzübergängen ereignet, wo es um das Schmuggeln außer Landes geht und wo kein Schmiergeld mehr weiterhilft, weil es dort um das Aufgreifen für die Statistiken geht. Spätestens dann sind wir mitten in Lucys Alptraum angekommen.

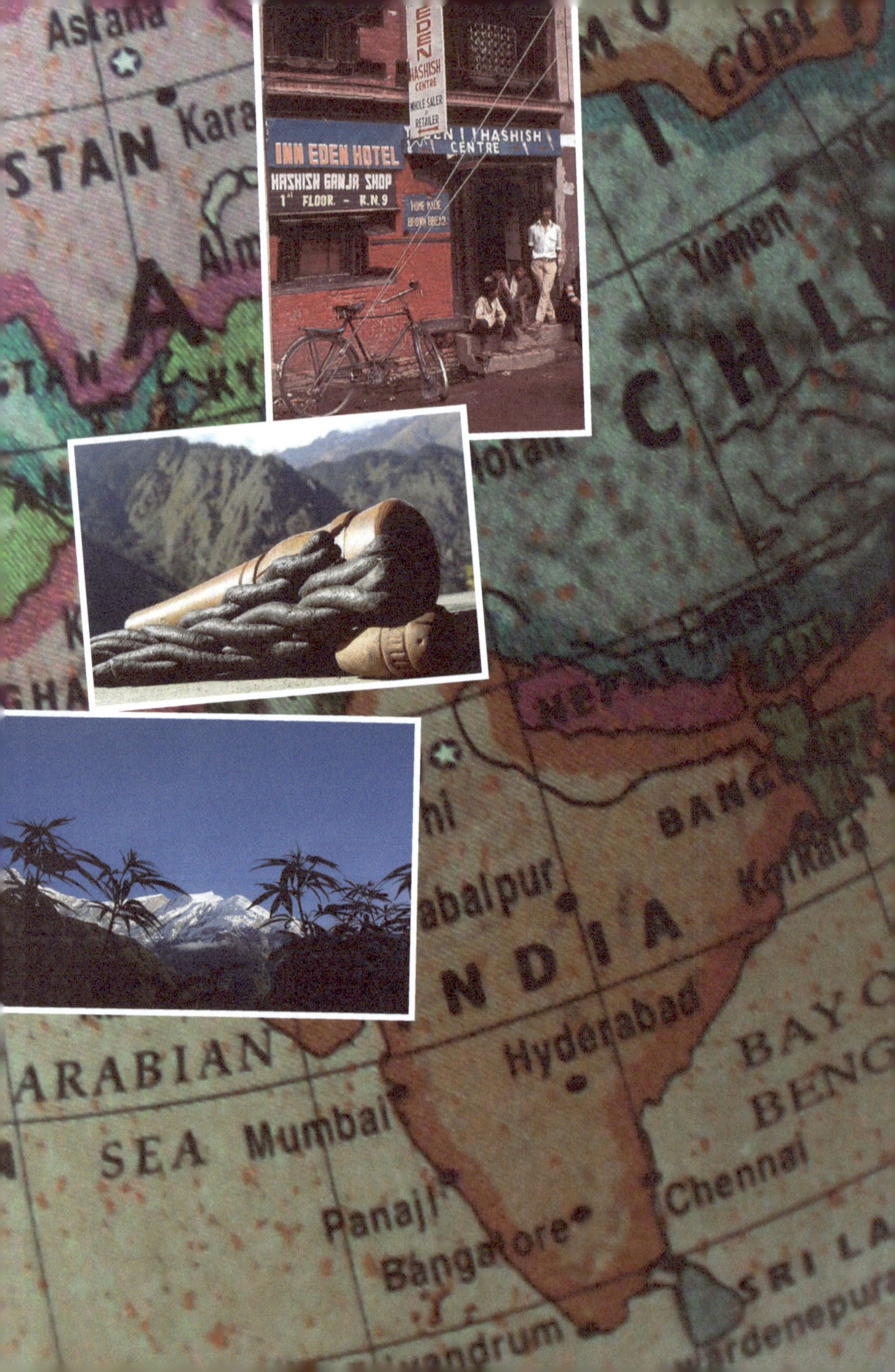

EDEN
HASHISH
CENTRE
WHOLE SALER
RETAILER
INN EDEN HOTEL
HASHISH GANJA SHOP
1st FLOOR. - R.N. 9
HASHISH
CENTRE
HOME MADE
BROWN BREAD
Astana
GOBI
Yumen
Hyderabad
ARABIAN
SEA
Mumbai
Panaji
Chennai

Verhaftungen, Einreiseverbot und wie der Hanf aus Nepal verschwand

Nachdem wir uns nun recht ausführlich mit den Problemen und Problemchen bei der Beschaffung von illegalen Substanzen auf Reisen in fremdem Terrain beschäftigt haben, folgt nun die Beschreibung dessen, was ich »Lucys Alptraum« nenne: eine Verhaftung durch echte, nicht korrupte Polizisten wegen Besitzes einer Menge von Rauschgift, die in diesen Ländern unweigerlich zu langen Haftstrafen und schlimmstenfalls sogar in die Todeszelle führt.

Allein der Gedanke, wegen ein paar hundert Gramm Heroin oder Speed gehängt zu werden, wie in Saudi-Arabien, Indonesien und Malaysia möglich und dort auch schon bei Westlern vollstreckt, lässt einem das Blut in den Adern gefrieren. Natürlich ist es eine Schande, wegen Besitzes von psychoaktiven Substanzen überhaupt bestraft zu werden, da sind wir uns einig. Aber, Hand aufs Herz: Alle, die meinten, in Ländern, die schon bei der Einreise mit Schildern »Death Penalty for Drug Traffickers« warnen, mit großen Mengen Drogen hantieren zu müssen, sind auch ein großes Stück weit selber schuld.

Da aber auch »nur« Knast in Südostasien oder Afrika so ziemlich das Schlimmste ist, was einem Reisenden passieren kann, kann ich nur immer wieder an den gesunden Menschenverstand appellieren: Lass es bleiben und widerstehe der Versuchung – zumindest der Versuchung, etwas aus dem Land schmuggeln zu wollen.

Ich kenne keine genauen Statistiken, aber die Mehrzahl der mir bekannten Verhaftungen von Touristen wegen Drogenbesitzes respektive -handels (wie es ja immer bezeichnet wird, auch wenn es nur eine größere Menge Eigenbedarf ist), fanden und finden an internationalen Airports statt. Das sind die Aushängeschilder aller Länder, egal wie korrupt oder nachsichtig im Umgang mit Touristen sie intern sind. Dort muss der Welt gezeigt werden, wie sehr man im Kampf gegen die Drogen doch engagiert ist, und dort wird gnadenlos durchgegriffen.

Und sie sind ausgerüstet mit allem, was das Zollfahnderherz höher schlagen lässt. Mit Hund und Hightech auf Drogensuche. Da reicht dann ein kleiner positiver Wischtest von deinem Handgepäck, und es ist völlig wurscht, wo du deinen Stoff verstaut, geschluckt oder eingeführt hast, sie finden ihn. Und dann werden dir deine Rechte vorgelesen, du darfst – wenn du Glück hast – noch ein Telefonat führen, und dann klicken die Handschellen oder Kabelbinder: das Worst-Case-Szenario, der GAU.

Was dann passiert und wie man mit dir umgeht, hängt dann stark davon ab, wo und weswegen es dir passiert ist. Gehen wir die Alptraum-Tiefen einmal sukzessive durch.

Selbst bei Kleinst- oder Eigenbedarfsmengen an Cannabis (sofern es solche Regelungen gibt) kannst du davon ausgehen, dass deine Heim- oder Weiterreise erst einmal unterbrochen wird. In westlichen Ländern oder Südamerika wird man dir im Schnellverfahren eine Geldstrafe auferlegen und ein langjähriges oder gar lebenslanges Einreiseverbot erteilen. Und das ist wirklich scheiße, wenn du wegen ein paar Gramm Gras nie mehr in dein Lieblingsland reisen darfst. Dennoch würde ich sagen: Glück im Unglück.

Erwischen sie dich in Fernost oder in diversen arabischen Staaten mit Kleinmengen, kommst du unweigerlich in U-Haft, und dann bist du drin in der Maschinerie, die dich – Fall 2 – überall auf der Welt verschlingen wird, wenn du mit mehr als wenigen Gramm geschnappt wirst. Und U-Haft kann dauern. Ein halbes Jahr, ein Jahr, je nachdem. Schon diese Zeit ist Strafe genug, und es lohnt sich wirklich nie, für ein kleines Urlaubsmitbringsel ein solches Risiko einzugehen.

Drogenschmuggel über Grenzen sollte man denen überlassen, die das können und für die Knast ein Teil des einkalkulierten Geschäftsrisikos ist. Die aufwändigen Kontrollen und Checks an den Flughäfen sind eigentlich vor allem für diesen Personenkreis bestimmt. Der kleine Konsument und Minischmuggler ist eher lästiger Beifang, an dem ein weiteres Exempel statuiert werden kann – zur Abschreckung, wie es so schön heißt. Und ich muss sagen, mich hat's inzwischen abgeschreckt. Der letzte Joint im Hotel oder von mir aus auch noch im Taxi zum Airport, aber dann ist's vorbei mit den Drogen auf der Reise.

Wie es in ausländischen Gefängnissen zugeht, kann sich jeder ausmalen oder sich in unzähligen Publikationen, Filmen und Reportagen in allen erdenklichen Medien darüber informieren. Faustregel: Je ärmer und »undemokratischer« ein Land, umso dramatischer die Umstände im Justizvollzug. In vielen Ländern gleichen die Gefängnisse eher Konzentrationslagern, und europäische Justizvollzugsanstalten sind tatsächlich Luxushotels im Vergleich dazu.

Und jetzt habe ich genug von diesem morbiden Thema. Ich weiß Bescheid, ihr tut es auch – wir sind ja keine Idioten und schmuggeln keine Drogen! Wenden wir uns einer anderen Sache zu, die allerdings auch ein wenig mit Alptraum zu tun hat: dem Wandel der Zeiten.

Pokhara, Nepal, 1979. Du verlässt nach 24 Stunden den Horrorbus aus Indien und fährst mit der Rikscha in irgendein Guesthouse. Du siehst schon am Straßenrand den wilden Hanf blühen, der Rikscha-Fahrer bietet dir ungefragt Haschisch, Magic Mushrooms,

Opium oder feinstes Heroin an, und bevor du in einem Zwei-Dollar-Fünfzig-Hotel eingecheckt hast, haben dir zwei Straßenverkäufer, der Hotelboy und schließlich der Rezeptionist ähnliche Angebote gemacht.

Pokhara war eines dieser Paradiese, in jenen Zeiten, als die Hippies auf Reisen gingen und Länder wie Nepal zwar einerseits plötzlich zu Geld kamen, sich aber eben auch ein Problem mit dem Drogentourismus einhandelten. Natürlich waren mir und all den anderen Freaks aus dem Westen damals solche Gedanken fremd. In Europa war es nun mal schwierig, an gute und vor allem billige Drogen zu kommen, und wenn man außerdem gerne fremde Kulturen kennenlernen wollte, musste es einen einfach in diese Länder ziehen.

Der klassische Hippie-Trail zog sich damals von Amsterdam via Istanbul und Afghanistan und Kaschmir nach Indien oder Nepal. Zig Tausende, und sicher auch einige unter euch, zogen damals los, vorzugsweise mit VW-Bussen oder alten Daimlern. 15, 20 Jahre lang ging das so, bis schließlich die Sowjetunion Afghanistan überfiel und der Ferne Osten nicht mehr mit dem Auto erreichbar war. Nun ja, man konnte und kann ja fliegen ...

Zurück nach Nepal vor 40 Jahren. Nachdem man sich also schon auf dem Weg zum Hotel mehrfach mit dem gesamten Sortiment der ortsüblichen Substanzen hätte eindecken können, geht es beim ersten Rundgang durch das idyllische Pokhara genau so weiter.

In den Restaurants preisen sie Mushroom-Omeletts light, medium oder strong an; vor den billigen Absteigen entlang der staubigen, mit Kuhscheiße übersäten »Hauptstraße« sitzen offen die Hippies, rauchen ihr Chillum und lauschen entrückt Ravi Shankar oder Pink Floyd. Straßenverkaufspreis für die Tola Hasch etwa eine Mark, Brown Sugar nicht viel teurer ... Und dann in die Berge.

Gänsehaut pur. Hanfpflanzen, so weit das Auge reicht. Ein Dope, von dem europäische Durchschnittskiffer nicht mal zu träumen wagen. Das waren Erlebnisse, die mich ein Leben lang prägten. Umso bitterer dann, wenn man zwanzig Jahre später in dieselbe Stadt, in dasselbe Land zurückkehrt, in der Erwartung, dass das alles wenigstens noch ansatzweise noch so sein wird, wie man das kannte und schätzte.

Heute steigst du aus dem Flieger oder aus dem in dreieinhalb Stunden aus Kathmandu kommenden, fein gepolsterten Shuttlebus. Dann überfällt dich eine Meute Moped- und Taxifahrer, die dich auf schnellstmöglichem Wege in ein Guesthouse ihrer Wahl lotsen wollen.

Die idyllischen Billigabsteigen von damals gibt es nicht mehr, und so lässt du dich halt in irgendeines dieser Hotels schleppen, die hübsch, nett und sauber, aber stinklangweilig sind. Anstatt in einer nepalesischen Hütte mit Familienanschluss wohnt man jetzt in einem Neubau, und der Chef des Hauses entpuppt sich als ein fetter Inder aus Bangalore, der hier Geld investiert hat, nach Whisky und billigem Nuttendiesel stinkt und am allerliebsten das Personal schikaniert, das entsprechend gut gelaunt ist. Und zur Krönung des Ganzen hängt in jedem Zimmer ein Zettel mit dem Hinweis, dass Drogenkonsum hier unerwünscht ist.

Auch meine geliebte »Hauptstraße« ist nicht mehr zu erkennen. Ich sehe sofort, hier gibt es keine Hippies mehr. Die wurden ersetzt durch Tagestouristen aus Indien und China, die Pokhara dann auch einen charmanten Flair von Neuschwanstein oder Heidelberg verleihen. Indische und chinesische Wohlstandstouristen ...

Da geht nichts. Zumindest nichts in meinem Sinne. Was tut man da? Man flieht. Und zwar auf den Jomosom-Trek – wenigstens da wird ja wohl noch etwas vom guten alten Nepal verblieben sein.

Pustekuchen! Keine einzige Hanfpflanze mehr, nirgends. Ungläubiges Kopfschütteln bei der Bevölkerung, sollte man nach etwas zum Rauchen oder gar nach Pilzen fragen. Unfassbar. Nepal hat es tatsächlich geschafft, es auszurotten und damit auch uns zu vertreiben.

Was ist geschehen? Gehen wir zurück in die »goldenen« Siebziger, als wir Westler aufgrund des überaus verlockenden Drogenangebots – seien wir ehrlich – fast wie Heuschrecken eingefallen sind. Wir scherten uns damals keinen Deut um die Sitten des Landes und der Menschen, die bis dahin maximal mit reichen Bergsteigern aus dem Westen Kontakt hatten. Wir kamen, um billig zu törnen und den Traum von einem freien Leben wenigstens in den Ferien zu leben. Sex and Drugs and Rock'n'Roll, aber das eben in einem Land, das bis dahin im Grunde im Mittelalter gelebt hatte, wo strenge Sittenregeln herrschten und nur schon der Anblick eines leicht bekleideten Hippiemädchens eigentlich ein unfassbarer Affront war. Gut, Hindus sind tolerante Leute, und die Devisen der Touristen waren natürlich gern gesehen (von den Bergsteigern profitierten ja fast nur die Sherpas) und alles wäre vielleicht so weitergelaufen, aber dann zog sich die Schlinge um den Hals der Hippies von Kathmandu und Pokhara langsam, aber sicher zu. Ich sage nicht, dass nur das Heroin schuld daran ist, aber die große Heroinschwemme Anfang der achtziger Jahre führte zu einer schleichenden Veränderung der Szene, Überdosis-Toten und vor allem zu einer Heroin-Epidemie unter der nepalesischen Jugend, die den westlichen Lebensstil zu kopieren begann.

Obgleich man das den Ausländern – der Zweck heiligt die Mittel – durchgehen ließ (auf Druck der USA wurden zwar schon Ende der siebziger Jahre erste Anti-Drogen-Gesetze erlassen), die eigene Jugend musste geschützt werden, und so wurden sukzessive (wie damals überall) die Gesetze verschärft und die alte touristische Klientel hinausgeekelt beziehungsweise ersetzt. Stellt sich die Frage: Wie wird man unliebsames Publikum ohne Gewaltanwendung los? Ganz einfach. Man nimmt ihm den Spaß. Auf diese Idee kam jedenfalls die maoistisch dominierte Regierung, die nach dem hollywoodreifen Zerfall des Königshauses Ende des letzten Jahrhunderts beschloss, die Drogen komplett zu eliminieren.

Nun ja, dies wird und wurde schon tausendfach beschlossen und nicht verwirklicht, aber die Nepalesen machten es schlau und befreiten ihr Land erst einmal vom Hanf, der seit Menschengedenken überall wild und potent die Berghänge überwucherte und – wie wir alle wissen – ein fundamentaler Bestandteil der Kultur und Religion Nepals ist.

Shiva? Egal! Der Hanf muss weg! Hierfür organisierte man landesweite Cannabispflanzen-Eliminierungsaktionen. Mit Spaten und Macheten ausgestattete Armee- und Polizeieinheiten schwärmten in alle Landesteile aus. Und daneben bezahlte man – wie schlau! – Schulkindern Prämien für ausgerissene Cannabispflanzen. Tot oder lebendig, Hauptsache weg. Eine Rupie für zehn Pflanzen. Das war sicher ein Spaß für die Kleinen. Und dieses Vorgehen war verdammt effektiv. Zumindest teilweise.

Bei meinem letzten Aufenthalt in Nepal 2013 bekam ich tatsächlich keine einzige Hanfpflanze mehr zu Gesicht; das nach mühevoller Suche teuer erstandene Charas entpuppte sich bei näherer Betrachtung als gepresste Eselskacke. Nur das Heroin ist geblieben. Reinste Ware, beste Preise, in jeder Menge ... Den Sack schlägt man, den Esel meint man.

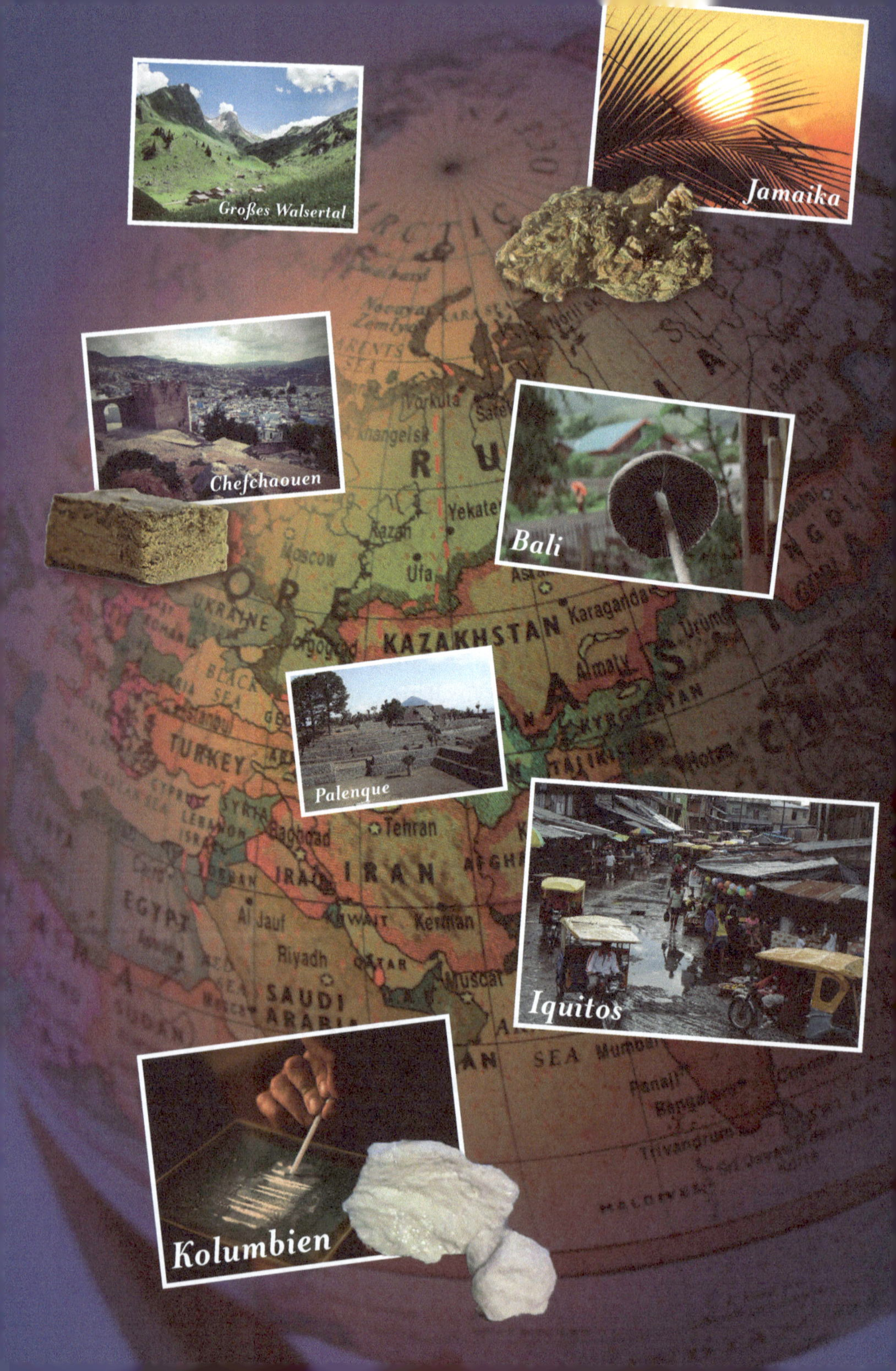
Großes Walsertal
Jamaika
Chefchaouen
Bali
Palenque
Iquitos
Kolumbien
KAZAKHSTAN
Karaganda
Almaty
KYRGYZSTAN
TURKEY
Istanbul
BLACK SEA
UKRAINE
Moscow
Kazan
Ufa
Vorkuta
Arkhangelsk
Tehran
Baghdad
IRAN
EGYPT
Al Jauf
Riyadh
QATAR
SAUDI ARABIA
Muscat
SEA
Mumbai

Auf der Suche nach dem Highligen Gral

Ein kleiner psychedelischer Rundtrip auf dem Planeten Erde

Lasst uns auf die Reise gehn,
andres Land zu suchen,
wo man den Sommer ohne Whiskey erträgt
und den Winter ohne Kohlen auskommt,
und das Lieben nicht müde macht,
in andere Landschaft.

Witthüser & Westrupp, *Trips & Träume*, 1971

Die Welt ist klein geworden. Verdammt klein. Jeder Winkel der Erde ist in einigen harten rauchfreien Flugstunden zu erreichen (zum Glück gibt's Kekse, aber das nur nebenbei). Das gilt natürlich auch für unsereins – ich schreibe ja mein halbes Leben darüber.

Da gibt es zwei Reisetypen: Die einen suchen sich ein schönes Ziel aus und schauen mal, was es vor Ort so gibt. Die anderen gehen gezielt dahin, wo sie wissen oder zu wissen glauben oder zumindest hoffen, dass sie genau dort ihren Wunsch nach ortsüblichen Substanzen ungestört oder zum ersten Mal oder möglichst billig befriedigen können. Kurz: Die Suche nach dem Highligen Gral. Lasst uns also auf die Reise gehn, fremdes Land entdecken ...

Überzeugte Cannabisfreunde haben es heutzutage wahrhaftig nicht mehr schwer, der heimischen Illegalität zu entfliehen. Das geht in Kalifornien, Kanada und Uruguay mit staatlicher Genehmigung. Der Gedanke, die total kommerzialisierte nordamerikanische Cannabisindustrie zu unterstützen, törnt mich allerdings nicht wirklich an. Wo es ein bisschen verboten ist, macht es irgendwie mehr Spaß. Paradox, nicht wahr?

Kiffers Paradise. Passionierte Grasraucher, die Palmen, Strandleben und Bob Marley mögen, sind in dessen Heimat besser denn je aufgehoben. Denn dort gab es, von der Öffentlichkeit kaum bemerkt, vor zwei Jahren eine kleine, aber feine Gesetzesreform, die besagt, dass der Besitz kleiner Mengen Weed (immerhin bis zu 1 Unze, also 28 Gramm) keine Straftat mehr ist und daher keine einwöchige U-Haft mehr nach sich zieht, sondern als Ordnungswidrigkeit behandelt wird, für die es eine festgesetzte geringe Geldstrafe gibt.

Ein schwerer Schlag für all die korrupten Uniformträger, die Kiffer jagten und sich dann bestechen ließen, damit diese nicht für eine Streichholzschachtel voll Ganja in U-Haft kommen, um dann eine Woche später vor Gericht gestellt und dann mit einer Geldstrafe heimgeschickt zu werden.

Diese Gefahr ist nun also auf Jamaika gebannt, und trotz all des Trubels an den Stränden von Ocho Rios oder Negril war, ist und bleibt Jamaika mein persönliches Paradies in Sachen Ganja. Da können sie in Colorado oder Kalifornien noch so viel Hightech-Weed vermarkten.

Palmen, Meer und Marihuana: Jamaika. Der eingefleischte Haschfreund dagegen hat es selbst in unserer globalisierten Welt ungleich schwerer, noch einen geeigneten Ort für seine spezielle Leidenschaft zu finden.

Viele traditionelle Haschischländer im Nahen und Mittleren Osten, wie Libanon, Afghanistan oder Pakistan, sind aus sicherheitstechnischen Erwägungen zu hedonistischen Zwecken nicht mehr bereisbar. Andere, wie die Volksrepublik Nepal, haben den Kampf gegen den Hanf mehr oder weniger gewonnen oder entfernen rigoros jegliche Drogensubkultur, so wie dieser wahnsinnige philippinische Präsident.

Herzchakra der Haschkultur. Wo Krieg herrscht, wo es überall Minen hat oder wo die Polizei erst schießt und dann fragt, oder wo man gar hängt für Drogen – das sind alles keine Plätze, um sich wirklich wohlzufühlen. Es bleibt, davon habe ich ja schon erzählt, das gute alte Marokko: politisch vergleichsweise stabil, wenig kriminell und tolerant (beziehungsweise intelligent) genug, um das seit Jahrhunderten allgegenwärtige Haschisch irgendwie zu dulden. Und Touristen – das ist nicht ganz unwichtig – genießen auf königliches Geheiß quasi Narrenfreiheit.

Und so gibt es da einen Ort im Herzen des Rif-Gebirges, der sich den Charme alter Zeiten erhalten hat, wo an jeder Ecke ein Kleindealer steht und wo man auf der Dachterrasse seines Hotels ungestört unter den Sternen oder der glühenden Sonne Nordafrikas Tee trinken und kiffen kann, bis einem die Ohren wegfliegen: Chefchaouen – Haschischrauchers Paradies sozusagen.

Chefchaouen, kurz »Chef«, die selbsternannte »Krone der Berge« ist das Herzchakra der marokkanischen, besser gesagt der berberischen (nicht zu verwechseln mit barbarischen) Haschischkultur im ethnischen wie landwirtschaftlichen Sinne. Und sie wird es wohl auch bleiben. Mit den chronisch renitenten Rif-Bewohnern legt man sich besser nicht an, da ist man sich in Marokko einig. Zumal das Geschäft überaus ertragreich ist – übrigens auch für das marokkanische Königshaus, wenn man einschlägigen Gerüchten Glauben schenken darf. Bei circa 3000 Tonnen jährlichen

Exportvolumens kommt da auf jeden Fall was zusammen. Das sind nämlich drei Milliarden Gramm, und jeder kann sich leicht selbst ausrechnen, was da so zusammenkommt.

In Chef laufen die Fäden des Haschisch-Business zusammen, der wachsende Wohlstand zeigt sich an der Zahl und Größe der neuen Villen am Stadtrand. Da steckt viel Kohle drin, und jeder Europäer, der hierher kommt, wird als potenzieller Haschkäufer angesehen. Aber auch, wenn man das nicht ist, kann man ja erst mal so tun, als ob. Probe-Pieces sind nämlich erfahrungsgemäß das Beste, was man in Marokko auf der Straße bekommt. Man will den Kunden ja schließlich von der *»best quality«* überzeugen.

Pancake Balineser Art. Der Konsum von halluzinogenen Pilzen ist eigentlich nie der Hauptzweck einer Fernreise, was nicht zuletzt daran liegt, dass sie halt immer weniger wirken (und man auch nicht wochenlang im Psilo-Rausch rumhängen kann, selbst wenn das ginge). Ich finde, das ist das Schöne an den Pilzen, sie sind eine Ausnahmesituation und wenig alltags-/urlaubstauglich. Komischerweise stieß ich auf Reisen immer dann darauf, wenn ich sie nicht suchte, und bekam nie welche, wenn ich gierig danach war.

Wie wir alle wissen, wachsen unsere kleinen alkaloidhaltigen Freunde aus dem Reich der Pilze so ziemlich überall auf der Welt, wo es genügend Wasser und Weidetier-Exkremente gibt, und sicher haben auch schon einige von euch ein Ko-Samui-Pilzomelett oder einen Pancake Balineser Art verspeist.

Doch schon unsere heimischen Kahlköpfe sind phantastisch, und wem alpines Ambiente nichts ausmacht oder wer, wie ich, sogar darauf steht, der oder die begibt sich ab Mitte September beispielsweise ins Große Walsertal im schönen Österreich und schlendert über die Almwiesen. Da ist man schon nach wenigen Stunden per Auto oder Zug inmitten ewiger Sammelgründe.

Wer aber lieber Maya-Göttern als dem Wolpertinger begegnen will und seine Pilze auf keinen Fall bei fünf Grad plus und Nieselregen in einer Schutzhütte des Österreichischen Alpenvereins verspeisen möchte, fliegt nach Palenque im südlichen Mexiko. Palenque ist das spirituelle Zentrum Amerikas, ein magischer Ort, trotz allem Wenn und Aber, das der hemmungslose Massentourismus so mit sich bringt. Im Hochsommer, wenn es so richtig Katzen regnet, ist die beste Zeit. Da wachsen die Pilze und schrumpfen die Buchungen.

Rätsch light. Selber Kontinent, etwas südlicher. Wir befinden uns in Iquitos im peruanischen Amazonas-Tiefland. Iquitos ist anders als Peru, es ist ein Hot-Spot in Sachen Drogen. Einerseits was das Kokain betrifft, andererseits aber wegen einer Sache, die in den letzten Jahren dank des Internets eine gewisse Berühmtheit in interessierten Kreisen erlangt hat: Ich nenne es mal vorsichtig »Ayahuasca-Tourismus«.

Und der läuft in etwa so ab: Mann oder Frau bucht online bei einem meist US-amerikanischen Veranstalter für viele Tausend Dollar eine Art Pauschalreise, die nach Iquitos führt, wo man dann etwas außerhalb in einem luxuriösen Dschungelcamp untergebracht wird. Hier verbringt man dann zwei gemütliche Tage, quasi zur Vorbereitung auf das heilige Ritual. Eigentlich sollte man fasten.

Wie auch immer. Dann endlich die magische Zeremonie. Hierzu verlässt die Gruppe ihr schickes Kolonialisten-Camp und begibt sich in ein Indianerdorf (ja, ich weiß, das falsche Wort, »indigen« muss es heißen), und die Show beginnt.

Der Zeremonien-Ort ist entweder eine von Ölfunzelschein und -gestank erfüllte Strohhütte oder ein Lagerfeuer. Dann endlich der große Augenblick. Ein Laiendarsteller taucht als Medizinmann – von mir aus auch Schamane – auf und kredenzt aus einem Holzkrug eine kotzbeige Plörre, die so schmeckt, wie sie aussieht, und die keiner der Teilnehmenden im vom rituellen Fasten geleerten Magen behalten kann.

Natürlich gibt es Nachschlag, da sind sie nicht kleinlich. Und das bleibt dann vielleicht sogar drin. Und dann gibt es – vielleicht – ein rauschiges Erlebnis, vielleicht sogar ein bisschen was Halluzinogenes. Aber wer DMT in seiner ganzen Pracht kennenlernen möchte, sollte es pur rauchen und auf diese Art von Tourismus verzichten. Zumal man die gleiche Leistung, nämlich Ayahuasca-Mischungen, auf dem Straßenmarkt von Iquitos für wenige Cents erwerben kann – da nämlich, wo es unser Medizinmann, respektive sein Chef, eben auch gekauft hat.

Kotzen geht also wesentlicher einfacher (und deutlich billiger) als auf einer vermeintlichen Christian-Rätsch-Gedächtnistour zu den letzten einigermaßen unbefleckten indigenen Völkern Amazoniens.

Vom Himmel in die Hölle. Keine Frage: Lateinamerika ist der Kontinent für Kokainisten und Base-Raucher. Ich kann ein Lied davon singen und habe die letzten drei Jahre gebraucht, mich von diesem Dämon zu befreien.

Kokain und seine Base sind halt geil, einfach geil, immer wieder geil, geil ... bis man eines Tages entweder schwer krank ist, pleite, im Knast oder alles zusammen. Wie beneide ich die Leute, die den Umgang mit Kokain beherrschen! Ich gehöre nicht dazu. Nichtsdestotrotz ist Kolumbien das Land der ersten Wahl für alle

Hardcore-Kokainisten, wie ich es definitiv war, oder die, die es gerne werden würden, wovon ich inzwischen ausdrücklich und eindringlich abraten muss.

Nur dort kann es sich der europäische Durchschnittsverdiener leisten, den Stoff in Reinform und in allen Mengen und Darreichungsformen zu genießen, ohne in kürzester Zeit pleite zu gehen. Kurz: Es lässt sich gnadenlos über die Stränge schlagen. Es ist unfassbar, wie viel Kokain ein Körper aufnehmen kann, wenn er erst einmal daran gewöhnt ist, und es ist erstaunlich, wie lange das gutgehen kann. Wunderbar, solange deine Finanzen, dein Körper und Geist das mitmachen.

Es dauert Wochen, und man benötigt abartige Mengen, bis er einsetzt, aber dann ist der Kokain-Wahn da, den man am ehesten als bewusst erlebte Schizophrenie beschreiben kann. Unglaublich. Erst bist du zu Besuch bei Gott, du hörst und spürst und siehst ihn, und schließlich glaubst du – nein, du bist überzeugt –, selber Gott zu sein.

Gott sein. Mehr geht kaum. Meine Suche nach dem highligen Gral war vollendet. Kolumbien und Kokain. Das Himmelreich und sein Prophet. Doch – so platt es klingt – alles hat seinen Preis. Und wer glaubt, Gott spielen zu dürfen, darf sich nicht wundern, dass er in Wahrheit seine Seele verkauft hat. Das hat schon der alte Goethe gewusst.

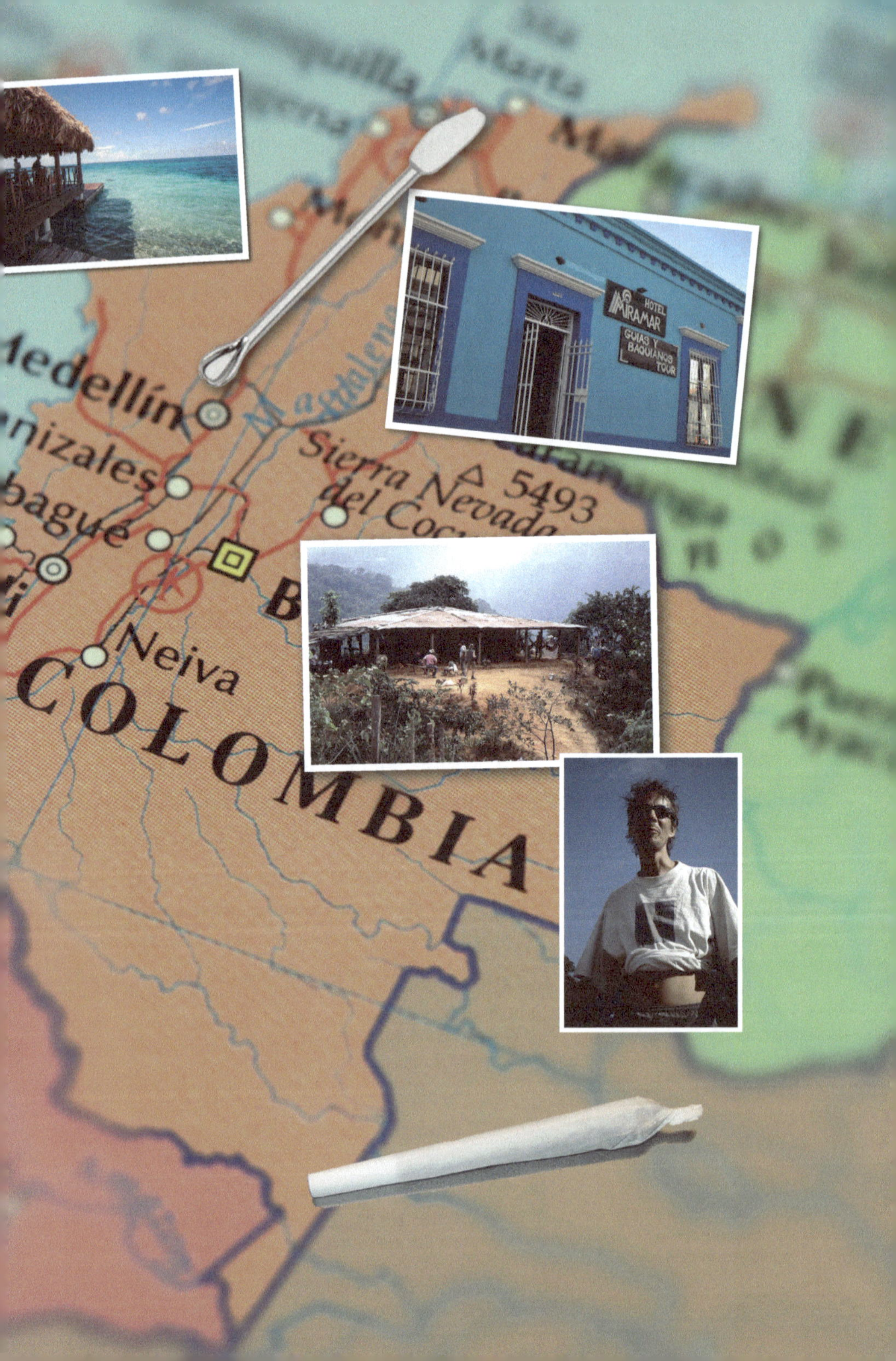
HOTEL
MIRAMAR
GUIAS Y BAQUIANOS TOUR
Magdalena
Sierra Nevada
△ 5493
Neiva
COLOMBIA

Das Haus in den Bergen

Erlebnisse in Kolumbien

Du bist mein Verlust und mein Gewinn
Du bist mein Ende, Du bist mein Beginn
Ich weiß, dass ich Dir total verfallen bin.
In meinem Leben führst du die Regie
Du bist mein Motor und meine Energie
Doch was du gibst, das kriegt man nur geliehen.

Boris Bukowski, österreichischer Musiker, *Kokain*

Kolumbien. Nirgendwo und nirgendwann lagen für mich Glück, Leid, Genie und Wahnsinn so eng beieinander, wie in den Jahren, die ich in Kolumbien verbrachte – überwiegend im Norden an der Karibikküste. Um genau zu sein: in und um **Santa Marta,** die heilige Hure am Fuße der gleichnamigen Sierra Nevada.

Eigentlich habe ich es einem Schweizer zu verdanken, dass ich erstmals Mitte der achtziger Jahre nach Kolumbien kam, zu einer Zeit, wo sich kein Schwein dahin wagte, weil »kommunistische« Rebellen wie die (inzwischen hoffähig gewordene) FARC und das legendäre Medellin-Kartell unter Pablo Escobar das Land mit Gewalt überzogen. Niemand ging da hin. Niemand? Besagter Schweizer halt doch. Und das natürlich aus gutem Grund.

Wir trafen uns in einer Strandbar auf Caye Caulker in Belize. Meine Freundin war gerade mit einem Rasta durchgebrannt, ich trank in einer Strandbar folgerichtig Rum und rauchte überteuertes und überaus schlechtes Weed, das der Barkeeper an die betuchten amerikanischen Deppen ausgab, die sich auf diesem hübschen, aber beschissenen Eiland zum Golfspielen einfanden.

Neben mir ein älterer Typ, so um die vierzig, mit Brille und Halbglatze, der mir mein missliches Befinden wohl ansah und sich offensichtlich auch nicht recht wohl fühlte. Und wie das halt so ist, man kommt ins Gespräch, raucht zusammen einen Joint und merkt: Aha, gleiche Wellenlänge ...

Obwohl das eigentlich nicht zutraf, denn ich war noch ein Jungspund, ein Novize; Walter, so hieß er, war ein mit allen Wassern gewaschener erfahrener Hund und im Unterschied zu mir nicht in Sachen Marihuana unterwegs. Walter war nichts anderes als ein Kokainhändler, der sich nach offensichtlich erfolgreichen Geschäften einen kleinen Urlaub auf Caye Caulker gönnte.

»Warst du schon mal in Kolumbien?«, fragte er mich. Ich verneinte erschrocken: »Da kann man doch nicht hingehen, viel zu gefährlich ...« Er schaute mich an, wie man halt ein Greenhorn so anschaut, teils mitleidig, teils arrogant: »Na dann, probier mal das!« Dann reichte er mir ein Papierbriefchen und etwas Kleines, silbern Glänzendes, das ich schließlich als Koks-Löffel identifizierte. Ich machte auf Profi und schaufelte mir zwei Nasen rein.

Dieses Viertelgramm reinsten kolumbianischen Kokains sollte alles ändern, was mir bislang wichtig war. Der Schmerz wegen der Freundin war weggeblasen. Die blöde Kuh war mir einfach nicht mehr wichtig und – das *war* wichtig – mich erfasste ein unbeschreiblicher Drang, die Welt zu entdecken. Zu erobern. Mein Gott, wie fühlte ich mich gut und stark ... Wir kennen das ... Kokain ...

»Weißt du eigentlich«, fragte Walter, »dass es in Santa Marta ein Hotel gibt, wo man dir das Koks durchs Zimmerfenster zuwirft?« Nö, wusste ich nicht. »Und weißt du eigentlich, wie viel das in Kolumbien kostet?« Weniger als in Deutschland, das war mir schon klar, aber zwei Franken das Gramm, das konnte ich nicht fassen. Viel mehr musste mir Walter gar nicht erzählen, der Entschluss war gefasst: Jetzt will ich es wissen.

Ein paar gute Tipps gab mir mein Schweizer Meister noch mit auf den Weg, und am nächsten Morgen befand ich mich auf der langen Reise via Guatemala und Panama nach Santa Marta, Kolumbien.

Mein Gott, Walter, was hast du angerichtet?

Es war alles genau so, wie er es mir berichtet hatte. Man konnte in den richtigen Landesteilen durchaus sicher reisen, die Menschen waren superfreundlich; Alvaro, der 60-jährige Hausdealer des Hotels Miramar in der Calle 10C von Santa Marta, warf einem das Kokain durchs Zimmerfenster aufs Bett, und tatsächlich – es waren fünf Gramm für zehn Dollar.

Das Miramar ist das älteste Hotel in Santa Marta und war in seinen Anfangszeiten ein ordinärer Seemanns-Puff. In den 60er und 70er Jahren entwickelte es sich dann immer mehr zur zentralen Anlaufstelle für die Vermarktung illegaler kolumbianischer Agrarprodukte. In den 60ern kamen die amerikanischen Hippies auf der Suche nach dem damals legendären »Santa-Marta-Gold», das als eine der besten Marihuana-Sorten der Welt galt. Später, spätestens seit Anfang der achtziger Jahre, nachdem die Grasplantagen in der Sierra Nevada mit US-Hilfe und den bewährten Vietnam-Entlaubungsgiften getilgt wurden, spielte nur noch das Kokain eine Rolle. Denn anstelle von Marihuana wurden nun Coca-Pflanzen im großen Stil kultiviert. Die Hanfbauern von einst übernahmen das aus naheliegenden Gründen, und die ortsansässige Mafia beschäftigte sich von nun an mit dem ohnehin viel profitableren Kokainhandel. Und auch das Miramar schwenkte um. Es gab ja fast kein Gras mehr. Das Hotel Miramar verfügte zu diesen Zeiten ausschließlich über Gemeinschaftsunterkünfte. Unglaublich heruntergekommene Löcher für einen Dollar fünfzig die Nacht. Aber dennoch war es immer ausgebucht. Wer im Miramar abstieg, wollte Kokain kaufen und/oder es wenigstens ungestört konsumieren, und das machte nicht nur Alvaro reich, den Hoteldealer, sondern auch seinen Onkel, den bestens geschmierten Polizeichef von Santa Marta höchstpersönlich.

»Im Miramar, da biste sicher«, das war allgemeines Wissen. Hinter der massiven Hartholztüre und dem schmiedeeisernen Gitterrost am Hoteleingang stand man unter höchster polizeilicher Protektion. Wie geil ist das denn? Das kolumbianische Rund-um-Sorglos-Paket. Vollpension für Kokainisten. In Santa Marta wurde das Miramar sowieso nur *asilo de locos,* das Irrenhaus, genannt. Und, nun ja, es ist dann doch immer etwas dran an dem, was das Volk so spricht. Einen besseren Spitznamen für dieses Hotel hätte man kaum finden können.

Denn mit dem Kokain ist das so eine Sache. Wohl dem, der es fein dosieren kann. Mit 25 aber, inmitten einem Haufen Gleichgesinnter, für 2 Dollar 50 das Gramm? Da ist nichts mit fein dosieren. *Puta!* Da gibt man es sich halt, bis die Nase zu ist (ich habe heute noch Nasenprobleme deswegen), und wenn das dann der Fall ist, dann bläst man sich halt gegenseitig das Pulver mit Strohhalmen hoch, ganz so, wie es indigene Völker tun.

Es ist schon bizarr: Da sitzt man dann tage-, nein, wochenlang zu viert bei gefühlten oder auch echten 55 Grad in einer Art Gefängniszelle und kokst und schwitzt und schwitzt und kokst und nähert sich Nase für Nase Zuständen, die einen ohne die Droge tatsächlich in die Psychiatrie führen könnten. Und gegen die Hitzequalen und das Kokaingeschwätz deiner Mitbewohner gibt es

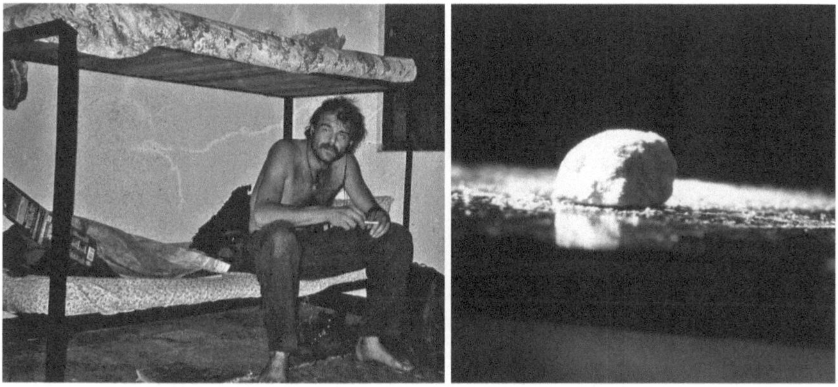

Im *asilo de locos*

als einzige Linderung nur noch den klappernden, sich stoisch drehenden und definitiv aus Vorkriegszeiten stammenden Deckenventilator der US-Marke Hunter Fan, der dann leider auch noch beim Hacken stört und deshalb länger aus als an ist ... *Asilo de locos!*

Und dann hast du plötzlich eine oder zwei Wochen am Stück weder geschlafen noch gegessen noch genügend getrunken, und plötzlich hörst du Blasmusik, wo keine Blasmusik sein kann, siehst Menschen, wo niemand ist, und denkst Dinge, die ich hier nicht zum Besten geben möchte ...

Verdammt, wie war es schwierig, das Dormitorio Numero Uno im Hotel Miramar zu verlassen! Bei meinem ersten Aufenthalt gelang mir das vier Wochen gar nicht. Ich fühlte mich wie Dagobert Duck, der statt in Gold eben in Koks badet, war aber gleichzeitig zu paranoid, irgendetwas Vernünftiges zu unternehmen. Ich tat ja das Wichtigste, was man tun konnte: nach Herzenslust einer Droge frönen, wie es in der Heimat einfach nicht möglich war. Weder finanziell noch qualitativ. So blieb ich genau so lange, bis endlich das Geld aus war.

Du kannst das Paradies nicht finden, ohne es zu zerstören.

Georg Forster (1754–1794)

Natürlich fuhr ich trotzdem wieder ins Irrenhaus, im nächsten Winter gleich, und es wären wahrscheinlich wieder viele Wochen geworden, wäre mir nicht am ersten Abend im Miramar ein engelhaftes Mädchen namens Heidi begegnet, in das ich mich Hals über Kopf verliebte.

Heidi war ein tolles Mädchen, kam aus Belgien und arbeitete in einem Kinderkrankenhaus in Cartagena. Sie war in Santa Marta, um an einer Expedition zu den Ruinen der Ciudad Perdida teilzunehmen, und sie war der einzige Gast im Miramar, der keinen harten Drogenkonsum betrieb, sondern nur ein bisschen kiffte – nicht nur optisch eine Lichtgestalt unter all den eher lichtscheuen Gestalten.

Ich folgte dem Herzen und schloss mich der Expedition in die Sierra Nevada de Santa Marta an. Das war nicht nur eine gute, sondern eine ausgezeichnete Idee. Denn allein auf diesem einwöchigen Trip sah, lernte und verstand ich mehr als in meinem ganzen bisherigen kurzen und recht unbedarften Leben. Als Erstes kam mir die Erkenntnis, dass Coca-Blätter auf Wanderungen durch den Urwald das weitaus bessere Dopingmittel sind als die reine Substanz. Einmal ganz davon abgesehen, dass Kokain eine stark hygroskopische Substanz ist und bei der herrschenden Luftfeuchtigkeit im Regenwald in keinem Behältnis der Welt lange pulverförmig bleibt – auch ihre Auswirkungen auf den Körper sind alles andere als geeignet für ein derartiges Unternehmen. Was litt ich doch für Qualen auf der ersten Etappe! Nur auf einem Maulesel erreichte ich das erste Quartier. Peinlich, peinlich!

Außerdem befand ich mich in Kolumbien zum ersten Mal in einem Umfeld, das sich hier nicht zwecks ungehemmter

Drogeneinnahme einfand, sondern eine Expedition zu alten indigenen Ruinen durchführte. Kurzum: Ich warf den Beutel mit dem völlig durchnässten Koks weg und begann das zu tun, was hier sowieso gute alte Tradition war und was unser Expeditionsleiter Eliecér auch ständig tat: Ich kaute Coca-Blätter.

Wir befanden uns im Gebiet der Kogi, einer Ethnie, bei der die Coca-Pflanze einen zentralen Stellenwert einnimmt. Überall, wo Kogis leben, wurde (und wird) Coca kultiviert. Etwas übertrieben gesagt, sieht das soziale Leben bei den Kogis so aus, dass die Herren der Schöpfung mit dem Anbau, der Pflege und dem Konsum ihrer heiligen Pflanze beschäftigt sind, während den Frauen Coca verboten ist. Die müssen ja die Kinder großziehen, die Äcker bestellen, das Federvieh versorgen und und und ... Emanzipation ist ein Wort, das in der Kogi-Sprache sicher nicht vorkommt.

Ein Wort für Touristen gibt es auch nicht. Bestimmt eines für Eroberer, Spanier und Weiße, aber sicherlich keines für Touristen. Und wenn diese sich beim Besuch eines Kogi-Dorfs auch noch so interessiert zeigen, sie sind halt Fremdkörper, die da nicht wirklich hingehören. Mir war und ist das peinlich. Ich weiß nicht, was die Kogis denken, sie bekommen ja immerhin Geld für die Beherbergung und Bewirtung der ausländischen Wanderfreunde. Wirklich glücklich schienen sie mir jedenfalls mit den ausländischen Gästen nicht zu sein.

Wie auch immer, der Tross zog am nächsten Morgen weiter. Und wow, die Coca-Blätter verliehen mir die Flügel, die der Taurin-Verchecker aus Österreich bloß verspricht. Und das nicht nur für den langen, anstrengenden Treck durch den Dschungel, sondern auch bei der süßen kleinen Heidi ...

Nach zwei glücklichen Wochen ohne harten Drogengebrauch musste Heidi dann leider zurück in ihr Krankenhaus.

Wäre ich ihr damals gefolgt, hätte mein Leben möglicherweise einen komplett anderen Verlauf genommen. Soviel zum Thema Konjunktiv. Doch entschied ich mich anstatt für die Liebe für die vermeintliche Freiheit, und kaum war dieser Entschluss gefasst, trat nach dem tränenreichen Abschied ein Mensch in mein Leben, der alles bisher Dagewesene über den Haufen warf.

Mephisto betrat die Szene. Sein Name: Phil, ein reicher englischer Erbe aus Dorset, Aleister-Crowley-Verehrer, extrovertierter Raver und polytoxikoman bis unter den Hutrand.

Phil besaß eine alleinstehende Finca zwischen Kaffeeplantagen und Urwaldresten. Dort hauste er mit seiner Freundin und seinem Stiefsohn, außerdem mit seinem Bruder und einer wechselnden Zahl von Familienangehörigen, Freunden und sonstigen Bekannten aus der englischen Subkultur.

Wir trafen uns bei Alvaro, dem Dealer. Ich kaufte fünf Gramm, er zweihundert. Wow! Allein das faszinierte mich, und irgendwie faszinierte ich ihn auch (später sollte ich den Grund erfahren: weil ich Deutscher war und er einen Österreicher verehrte, den man eigentlich nicht verehren sollte). Prompt war Heidi vergessen, und ich befand mich auf dem Weg in das Bergdorf **Minca,** eine holprige Stunde auf der Ladefläche eines Kaffeelasters von Santa Marta entfernt.

Minca war und ist eigentlich das Zentrum einer Kaffeebauern-Kooperative, diente seinerzeit aber auch als Rückzugsort für Leute, die einen guten Grund hatten, sich zurückzuziehen – so wie alle, die sich in Phils illustrer Kommune einfanden, um ihren exzessiven Rauschbedürfnissen ungestört nachzugehen. Und da war ich mit meinem lächerlichen Beutelchen Koks und etwas Gras das allerkleinste Licht. Aber man mochte mich sofort, und ich mochte jeden, der da war.

Keine Frage, alles liebe Menschen, aber allesamt (außer Jamali, dem Kind, das da leben musste) völlig haltlos in ihren Konsumgewohnheiten. Noch sah ich mich in der Rolle des einzigen Vernünftigen, der »nur« kokst und kifft und der das alles ja so im Griff hat. Noch ...

Kokain
Baust mich auf und machst mich hin.

Boris Bukowski, österreichischer Musiker, *Kokain*

Aber nicht mit Phil, dem Hexenmeister. Endlich begriff ich, warum er bei Alvaro so viel gekauft hatte. Der Stoff wurde hier verkocht. Und so kam der Meister mit einem diabolischen Lächeln aus der Küche und präsentierte mir und der hocherfreuten Runde einen 198-Gramm-Stein Kokain-Base. Soviel zur Reinheit des Kokains.

Scheiße, wieder war ich in einem Irrenhaus gelandet. Diesmal allerdings mit waschechten Crackheads. Aber Scheiße, dieses Mal war es genial. Set und Setting eben. Im Miramar noch in einer saunaähnlichen Knastzelle, jetzt in einer Hängematte unter Mangobäumen, mit kühlem Wind von den Bergen und den Geräuschen des Urwalds. Und mit einem Gastgeber, der sich rührend um den smarten *German guy* kümmerte, mir also das *breakfast,* wie Phil seine heilige Crack-Pfeife nannte, reichte, wann immer er es für nötig erachtete. Alle zehn Minuten etwa.

Puta madre, wie verfiel ich diesem Stoff! Nach einem Tag war ich im Grunde ein gleichrangiges Mitglied in der erlauchten Runde. Ich baute aus einer Joghurtflasche meine erste eigene Pfeife und übernahm all diese merkwürdigen Rituale, die zum Base- respektive Crack-Rauchen eben dazugehören, wie das Sammeln der Asche, den Kampf mit den schlechten Feuerzeugen; dann, mit

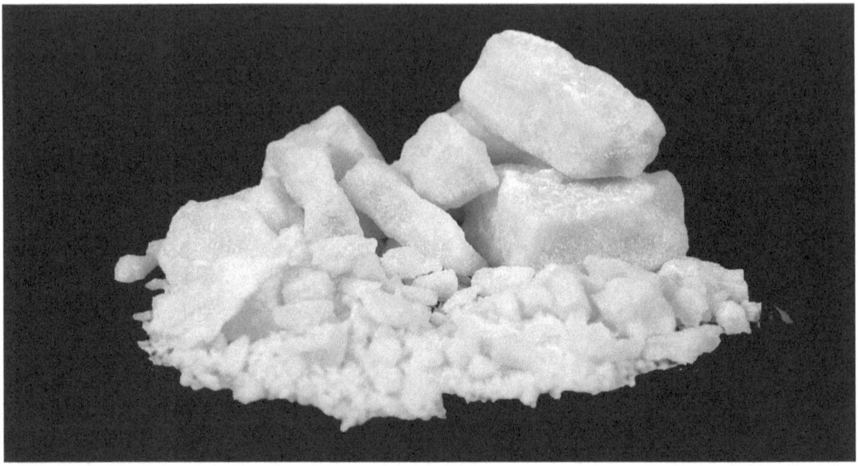

steigendem Berauschungsgrad, das obligatorische Suchen nach vermeintlich heruntergefallenen Steinen ...

Und nach zwei Tagen und Nächten ohne Schlaf, mit oben erwähnter Konsumfrequenz, war es dann soweit: Die Schizophrenie nahm von mir Besitz – mit so ziemlich allen Symptomen, wie sie im Medizinlehrbuch stehen. Schizophrenie in Reinform, untermalt mit optischen und akustischen Halluzinationen, die so echt waren, als ob sie echt wären.

Und dann wurde ich Gott. Mit jedem *breakfast* ein bisschen mehr. Doktor Faustus war in die Falle gegangen. Zu hundert Prozent. Ich begann, mich mit dem mir erschienenen Goethe in Gedichtform zu unterhalten, und dann sah ich Außerirdische durch den Urwald laufen. Die sahen sowas von echt aus! Noch heute kriege ich eine Gänsehaut beim Gedanken an diesen Moment, als die Aliens erstmals erschienen.

Und plötzlich verstand ich alles. Ich wohnte bei Außerirdischen, und Phil war ihr Meister. Und so ging es den anderen auch. Alle Anwesenden fühlten sich wie Aliens oder standen zumindest in direktem telepathischen Kontakt mit ihnen. Boah, wie krass war das denn? Das hochdosierte Kokain scheint die gleichen Mechanismen zu aktivieren, wie es LSD oder Pilze tun.

Nach einer Woche war ich schließlich ein voll akzeptiertes Mitglied in dieser Runde. Ich lernte, wie man den Stoff am besten kocht, nämlich mit Ammoniak, auch wenn es stinkt, und vor allem, dass es Vorteile hat, den Stoff in größeren Chargen zu kaufen. Rauchen ist unglaublich verschwenderisch: hundert Gramm, fünf Leute, drei Tage. Und der Weg zu Alvaro ist weit.

Und dann kam der Augenblick, als der deutsche Novize endgültig in die »highlige« Runde aufgenommen wurde.

»Did you ever smoke DMT?«, fragte mich Phil plötzlich während einer dieser unendlichen Frühstücksrunden, und bis ich mir recht überlegen konnte, was das überhaupt ist (damals 1983), hielt ich eine Wasserpfeife in der Hand, gefüllt mit einem riesigen Haufen Base, der eine stecknadelgroße Menge gelb-brauner Kristalle bedeckte. »No, you didn't?« Phil wusste genau, dass ich das nicht kannte. Na dann, rauche langsam und inhaliere tief...

Dann machte es nur noch Päng! »$E = mc_2$«, war mein erster Gedanke, dann sah ich mich selber, wie ich aus meinem Gehirn rausflog und mit vielfacher Lichtgeschwindigkeit durchs Weltall schoss. Ich musste kotzen und schiss in die Hose, lag aber gottseidank auf einer weichen Matratze, wo man eine bequeme Stellung einnehmen konnte. Absolut wichtig bei DMT! Von grundlegender Wichtigkeit sogar, meines Erachtens.

Ich flog in Sekunden durch das ganze Weltall, sah, dass es überall Planeten mit Zivilisationen gab, und schließlich erreichte ich das Ziel des Fluges: ein blaues Tor, dem berühmten babylonischen Ischtar-Tor nicht unähnlich, jedoch millionenfach verzierter und unendlich groß.

Man kann eigentlich gar nicht so schnell denken, wie die DMT-Reise verläuft, aber es war klar, dass ich etwas betreten hatte, wovon ich bisher nicht mal wirklich gehofft hatte, dass es das gibt: eine andere, oder besser gesagt: die andere Dimension. Und dann waren da diese Wesen, die wie Kobolde aussahen und mich freundlich begrüßten: »Da ist er ja endlich ...!«, hörte ich sie noch sagen, dann spürte ich nur Liebe, unendliche Liebe.

»He's back!«, hörte ich Phil sagen, als ich wieder angekommen war, und seit diesem Moment war Phil mein Guru. Auch nicht gut auf die Dauer. Viel zu sehr gefiel mir die Pfeife und viel zu sehr die Sierra Nevada, und viel zu intensiv wurde meine Bewunderung für meinen englischen Luzifer. Denn das war er für mich seit der DMT-Gabe: der Bringer des Lichts. Ein Heiliger, den ich verehrte und um sein Leben beneidete. Ich war sein Jünger, und er hatte keinerlei Mühe mehr, mich zu einem gleichwertigen Crackhead zu machen. Phil war tatsächlich das, wofür er sich hielt: die Reinkarnation von Aleister Crowley.

Und irgendwann, nach Monaten des exzessiven Konsums, abgemagert und übersät mit Furunkeln und Geschwüren, überzog mich zum ersten Mal eine tiefe Paranoia – vor den Leuten, vor der Natur, vor der Pfeife und vor allem vor dem Überbringer derselben. Ich sah jetzt seine wahre Fratze, und da war nichts mehr heilig, da grinste mich nur noch der schadenfrohe Verführer an.

Und dann fiel mir endlich auf, dass ich seit Wochen nicht mehr gekifft hatte. Unglaublich. Ich hatte das Kiffen vergessen! So baute ich mir den fettesten Joint aller Zeiten und fiel in einen 24-stündigen Tiefschlaf. Dann verließ ich den Meister und das Haus in den Bergen für immer.

Gut 15 Jahre später traf ich Phil noch einmal in einem Hotel in Santa Marta. Immerhin, er rauchte immer noch täglich Crack und lebte. Respekt! Sein Haus in der Sierra hatte er allerdings auch nicht mehr lange, weil die benachbarten braven Kaffeebauern irgendwann gemerkt hatten, dass da lichtscheue, abgedrehte Ausländer eine Zentrale für Drogenpartys eingerichtet hatten. Und das gefährdete die Kinder, störte die Idylle oder auch die Dinge, die sie selber zu verbergen hatten.

Folglich erschien – nein, in Kolumbien kam damals nicht die Polizei – es erschienen ein paar Herren mit Tarnanzug und Maschinengewehren, sogenannte Paramilitares, und setzten freundlich, aber entschlossen eine überaus gnädige Frist von 24 Stunden, um abzuhauen. Ansonsten ... sie zeigten wohl auf ihre Gewehre. Phil und seine Jünger nahmen ein letztes breakfast und waren innerhalb einer Stunde verschwunden. Ebenso für alle Zeiten.

Das Haus in den Bergen steht indes noch immer. Einem alten Österreicher soll es gehören. Wenn der mal nicht reinkarniert ist ...

Ich sollte glatt mal wieder hinfahren.

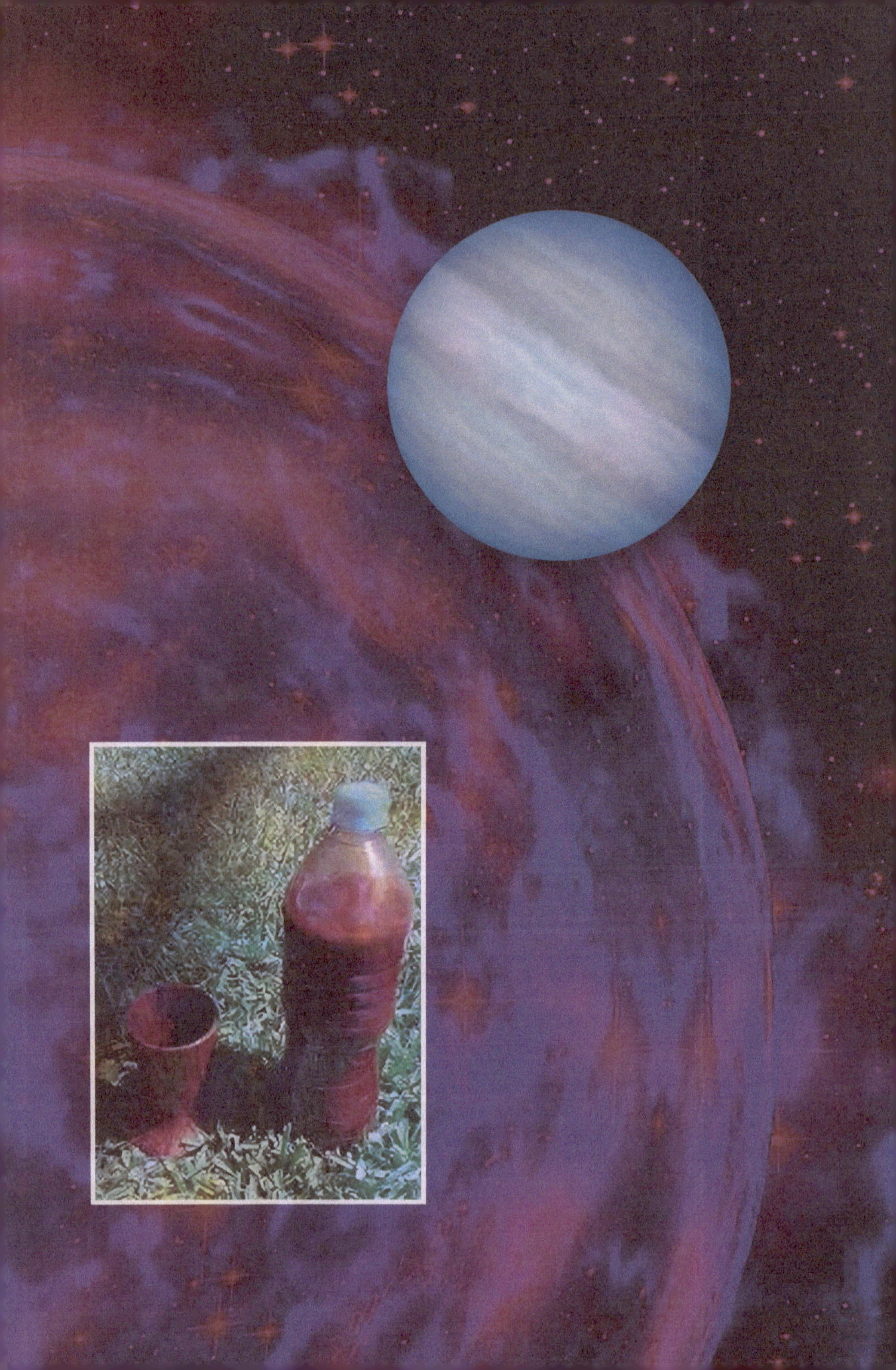

Die Kathedrale
Iquitos, Peru

Freude, schöner Götterfunken,
Tochter aus Elysium,
Wir betreten feuertrunken,
Himmlische, dein Heiligtum.
Friedrich Schiller, 1785

Iquitos. Im Hostal Alfert ist alles wie immer. Jesus lächelt milde von zwei Postern an der Wand, während die beiden Hauspapageien pöbelnd durch die muffligen Hotelgänge krächzen. Der gemütliche, überaus betagte Chef und Namensgeber, Señor Alfert, sitzt an seiner Rezeption beziehungsweise auf seinem Schaukelstuhl davor, starrt in den Fernseher und sinniert. Eine peruanische Amazonas-Idylle.

Das Alfert war in früheren Zeiten ein schäbiger Amazonas-Puff, hat sich jetzt aber auf die Beherbergung von Rucksacktouristen mit knappen Budgets und kurzer Aufenthaltsdauer spezialisiert. Immer noch schäbig, aber keine Nutten mehr. Und obwohl das Alfert in allen Reiseführern für Traveller an erster Stelle genannt wird, ist es meistens dennoch leer.

Señor Alfert scheint mit einer Zimmerbelegung von 20 Prozent durchaus leben zu können, und er denkt nicht im Traum daran, irgendwelche umsatzfördernden Attraktionen wie Hotelbar, Restaurant mit europäischen Speisen oder Traveller-Info-Austausch-Pinboard einzurichten. Er will sich die Geruhsamkeit seiner alten Tage nicht mit übertriebenem Marketing und der daraus folgenden Mehrarbeit verderben.

Nein, Señor Alfert will in erster Linie seine Ruhe haben. Und das ist auch gut so. Gäste wie dieser dubiose Schreiberling aus Alemania, die zwei, drei Monate am Stück bei ihm wohnen, pünktlich jeden Freitag die Miete abdrücken, aber sonst keine überflüssigen Fragen stellen (und natürlich auch keine gestellt bekommen möchten) und vor allem keinen Lärm machen, sind dem kauzigen Alten die allerliebsten.

Langer Rede, kurzer Sinn: Das Alfert ist eine langweilige Absteige, in der niemand länger als nötig bleibt. Außer ich halt. Denn sie hat durchaus ihre Vorteile und Attraktionen, wie freie Sicht auf das im Amazonasmorast gebaute Pfahldorf und den Fußballplatz, mit den Samstagsspielen zwischen den Stadtteilen San Antonio und Belen. Und natürlich – etwas wichtiger als die fußballspielende Dorfjugend – gibt es (oder gab es wenigstens) einen hoteleigenen Dealer, der mich zuverlässig versorgt, ohne dass ich das Haus verlassen muss.

Aber acht Wochen nur bei Opa Alfert abzuhängen und im Coca- und Hanfrausch auf den Amazonas zu glotzen, war ja nicht der wirkliche Grund meiner abermaligen Reise nach Iquitos. Eigentlich wollte ich an einem der Ayahuasca-Rituale teilnehmen, welche hier von geschäftstüchtigen Dschungelexperten und Reiseleitern ziemlich notorisch angeboten werden.

Doch nach vier oder fünf Gesprächen mit den *guias de ayahuasca* (»Ayahuasca-Guides«), wusste ich, dass ich mit solchen Gestalten eigentlich nichts zu tun haben möchte und beschloss, das zu tun, was ich eh immer am liebsten tat und (leider) immer noch tue, wenn ich nicht recht weiß, was ich tun soll: erstmal nichts zu überstürzen und vom gemütlichen Hotelzimmer aus weiter die Slums von Iquitos zu bestaunen und mein weiteres Vorgehen gründlich zu überdenken. Das funktionierte mal wieder prächtig. Ich verbrachte fast einen Monat damit – bis mich das Schicksal bei einem Bummel über den Sonntagsmarkt aus meiner hedonistischen Lethargie und Unentschlossenheit riss. Und zwar in Person eines zahnlosen indigenen Altstadt-Kräuterhändlers, der mich sofort in seinen Bann zog. Er hatte nichts von den geschniegelten Touristenfängern, die auf dem schicken Plaza de Armas oder in den Hotels ein paar schnelle Dollars machen wollen. Er schaute mir nur in die Augen, zog den Rotz hoch und raunzte: *»Hola gringo! Quieres ayahuasca?«*

Ich wusste sofort: Wenn nicht der, dann keiner. Und so investierte ich gerne die zwanzig Dollar, die er für die mit einer kotzbeigen, trüben Flüssigkeit randvoll gefüllte 295-ml-Coca-Cola-Flasche verlangte. Der Alte packte die Flasche in mehrere Lagen Zeitungspapier ein und verschnürte das Ganze akribisch. Dann musterte er mich mit seinen prächtigen dunklen Augen und sagte: »Trink die ganze Flasche und kotze nicht zu schnell. Die Götter mögen dich grüßen!«

Der Herr gibt's den Seinen halt im Schlafe. Somit hatte sich das Thema eines Ayahuasca-Pauschaltrips ganz von selbst und ohne jeglichen Stress erledigt. Gott sei Dank!

Ich wartete brav, wie mir empfohlen, bis zum nächsten Vollmond, der glücklicherweise schon zwei Tage später war, und leerte exakt zum Sonnenuntergang die ganze Flasche des Gesöffs, das ganz genau so schmeckte, wie es aussah und für welches ich die doppelte Menge lauwarmer Inca-Cola brauchte, um nachzuspülen.

»Nur nicht rülpsen«, dachte ich, »sonst kommt alles wieder hoch.« Was hatte das alte Schlitzohr mir da wohl angedreht? Wie hinlänglich bekannt, müssten sich in dem Gebräu mindestens zwei Bestandteile tummeln: eine tryptaminhaltige Pflanze wie der Chacruna-Strauch *(Psychotria viridis)* und die MAO-hemmende Ayahuasca-Liane *(Banisteriopsis caapi)*.

Vamos a ver. Schau'n mer mal. Mit einem hatte er jedenfalls schon mal recht. Da stand noch Kotzen bevor, denn mit jeder Minute, die nach der Einnahme des Gebräus verstrich, nahm die Übelkeit zu, und nach vielleicht einer Viertelstunde konnte ich dem Drängen meines Magens einfach nicht mehr widerstehen. Ich schaffte es gerade noch ans Fenster, wo ich in einem mächtigen Schwall das nun hoffentlich gut genug verdaute Zeugs inklusive schwarzer Brause hinaus auf die Straße Richtung Fußballplatz katapultierte. Hoffentlich lief gerade niemand darunter vorbei.

Dann wurde mir schwindelig und ich sackte ins Bett, wo ich meine Lieblings-Schlaf- und Törn-Stellung, die sichere Seitenlage, einnahm. Ich schloss die Augen, hielt die Luft an und sah aus dem Nichts einen riesigen Schwarm insekten- oder wurmartiger Wesen auf mich zufliegen. Die sogenannten »Maschinen-Elfen«, wie ich bei späteren Recherchen erfahren durfte. Kleine, absolut surreal aussehende Wesen, die ein schwirrendes Summen erzeugten und schließlich durch meine geschlossenen Augen direkt in mein Gehirn flogen, sich dort gemütlich einrichteten und mit harmonischer Amplitude wohlig vibrierten.

Jetzt befand ich mich nicht mehr in Zimmer 14 des Hostal Alfert, nicht mehr in Iquitos, nicht einmal mehr auf diesem Planeten, jetzt flog ich selber. Mit Lichtgeschwindigkeit oder noch schneller schoss ich durch eine Röhre, an deren Ausgang ein helles, warmes Licht lockend leuchtete.

Ist das der Ausgang? Ist das das Ziel? Verdammt, wo bin ich? In einem Wurmloch, dem Eingang in ein schwarzes Loch? Flog ich folglich überlichtschnell durchs Weltall? Oder sah ich, wie ich durch die Nervenbahnen meines eigenen Gehirns reiste? Waren diese Lichtpunkte keine Sterne, sondern Neuronen, von denen es ja im Kopf in etwa so viele gibt, wie einzelne Sterne in der Milchstraße?

Und was waren das für eigenartige Wesen, die meinen Kopf in Besitz genommen hatten? Wie bizarr!

Ich lag da, vollkommen regungslos, atmete flach durch die Nase und hörte mein Herz pochen. Ruhig und kräftig, aber definitiv zu schnell. Dummerweise (Anfängerfehler!) lief der Ventilator, aber den hörte ich nur noch ganz weit entfernt, wie das leise Rauschen eines Baches. Aber eigentlich war mein Körper schon nicht mehr existent. Nur noch meine Augen zuckten, und mein Bewusstsein ratterte durch eine Dimension, deren Existenz mir bislang in diesem Ausmaß gänzlich verborgen geblieben war.

Sterbe ich gerade? Ist dies das Todeserlebnis? Na, dann ist er ja nicht übel, der Tod! Und was ist das für ein Licht am Ende des Kanals?

Meine Augen waren fest geschlossen, und ich merkte, wie ich mit ihnen Einfluss auf die Richtung meines Fluges nehmen konnte, wie man langsamer wird, die Richtung ändert, ja sogar, wie man nach hinten fliegen kann. Das Ziel war ja klar, dieses strahlende Licht, aber ich konnte meine Augen drehen, wie ich wollte, ich fand keine Möglichkeit, dorthin zu gelangen. Vielleicht brauchte ich Hilfe? Ich befand mich ja auf Weltraumfahrt, und halb im Scherz dachte ich laut: »Bordcomputer! Licht ansteuern!« Und da geschah das Unfassbare, das für mich nach wie vor absolut Unbegreifliche: Irgendetwas übernahm augenblicklich die Funktion meiner Augen und gleichzeitig begann eine fremde Hand, meine Körperposition zu verändern. Ganz subtil, aber so, dass ich endlich völlig entspannt dalag. Ein ganz wesentlicher Vorgang, das spürte ich sofort.

Abermals musste ich mich übergeben. Diesmal halt von der sicheren Seitenlage aus aufs Bett (Agnes, die Hotel-Putzfee, wird sich ihren Teil gedacht haben ...). Aber auch das war wichtig. Den Magen ganz leeren. Sofort breitete sich ein wohliges Gefühl im

Bauch aus. Die rituelle Reinigung war somit wohl abgeschlossen, und mit ein paar geschickten Augendrehern fand mein Bordcomputer direkt den Ausgang des Wurmlochs. Den Quasar.

Quasar? Okay. Der Computer wird's schon wissen. Und ehe ich mich recht wundern konnte, wie mir all die astronomischen Begriffe eigentlich einfach so in den Sinn kamen, übergoss mich eine warme Photonendusche, die meinen ganzen Körper durchströmte, Zelle für Zelle, Atom für Atom, Bit für Bit.

War das die sogenannte Himmelfahrt mit anschließender Lichtausgießung, von der einst mein Schulpfarrer, Herr Poguntke, zu berichten wusste? Bin ich bei Gott? Bin ich Gott geworden? Aber wie und wo und was auch immer, es war ein wundervolles Gefühl. Ein spiritueller, omnipotenter Orgasmus.

Das Licht hatte sich nun in meinem ganzen Körper ausgebreitet, und ich verharrte in einem Zustand absoluter Ruhe und Glückseligkeit. Doch meine Neugier ließ nicht locker, der Verstand arbeitete ja klar: Bin ich tot? Ist das die Himmelfahrt?

»Es ist das höchste Gefühl, das einem Menschen zuteilwerden kann, du Ignorant!« Hörte ich da eine fremde Stimme, oder war es mein eigener Gedankenblitz, der sich irgendwie intonierte?

Dann sah ich mein Leben, den ganzen Inhalt meines Kopfes ins Weltall fließen. In zwei Sekunden wurde meine komplette persönliche Festplatte überspielt. 47 Jahre, fünf Monate und ein paar Zerquetschte – in zwei Sekunden. Ein paar lächerliche Terabyte halt.

Ja! Es ist die Offenbarung. Jetzt wusste ich es. Ich offenbare mich. Gott macht ein Backup. Wie abgefahren ist das denn? Und plötzlich fühlte ich mich beobachtet. Mehrere Personen, ich schätze sieben, die im Kreis um mich herumstehen und tuscheln. Bin ich jetzt bei den Außerirdischen? Werde ich gerade entführt (oder habe ich mich selbst zu einer Entführung gemeldet)? Gibt es das wirklich? Das sind doch Ärzte? Und die machen Visite ... bei mir ... Selbst meine Gedanken fingen vor Staunen an zu stammeln, und dann hörte ich ihre Gedanken. Mein Gott, diese Wesen kommunizierten telepathisch miteinander: Und – noch viel abgefahrener – ich vermochte ihre Gespräche teilweise zu verstehen. Hörte solche Sachen wie »Körperfunktionen normal«, »Puls in Ordnung« und sogar »Er ist Raucher ... ziemlich stark ... Marihuana, Kokain, Alkohol ...«. Ärzte halt. Und dann spürte ich, dass eine Frau anwesend war, und bekam schlagartig eine mächtige Erektion.

Komischerweise hatte ich zu keinem Zeitpunkt Angst. Die mich kurz beunruhigende Frage, ob ich eventuell tot sein könnte, stellte sich jetzt nicht mehr. Alles war zu bizarr, fremdartig und interessant. Ich fürchtete eigentlich nur, dass mein Wissensdurst nicht genügend gestillt werden würde, und ich wusste instinktiv, dass es ein hochgradiges Privileg war, dies alles erleben zu dürfen. Dann war das »Ärzte-Team« auf einmal verschwunden, und ich flog wieder. Wieder im Wurmloch, das war klar, und mein Bordcomputer meldete sich ruhig, sachlich, ja fast pflichtbewusst: »Routine-Check vor der Weiterreise! Kein Problem!« Gut zu wissen. Danke für die Info!

Und jetzt sah ich erst, ich war nicht mehr im Wurmloch; wir, also mein Bordcomputer und ich, waren jetzt im System, im kosmischen Netzwerk, wo auch immer, aber auf einer anderen, höheren Ebene oder Dimension. Ich war beglückt. Ich hatte die Außerirdischen kontaktiert, den geheimen, magischen Zugang entdeckt. Es gibt sie also wirklich! Die kommen nicht mit Raumschiffen zu uns, wir gelangen mit Drogen zu ihnen! Und wir reisen durch das Innere unserer Köpfe, wo das ganze Weltall holographisch abgebildet ist. Jedes Neuron ein Stern! Zahlenmäßig könnte das durchaus hinkommen.

Was waren das alles bloß für Ideen? Sicherlich keine, die ich jemals zuvor so hatte, und bei denen ich beim besten Willen nicht das Gefühl hatte, dass sie tatsächlich von mir selber stammen. Freude, schöner Götterfunken ...

Kaum hatte ich das gedacht und für richtig befunden, verließ ich die kosmische Matrix und flog wieder durch einen Kanal, bis ich sah, dass ich jetzt auf einen Planeten zusteuerte.

Epsilon Eridani. Ich wusste es einfach. Das ist Epsilon Eridani, ein Planet, der um diese – übrigens ziemlich erdnahe – Sonne kreist. Ich durchbrach die Wolkenschicht, und es erschien die Gebirgslandschaft eines völlig erdgleichen Planeten. Die Rocky Mountains, war mein erster Gedanke. War ich wieder zurück auf der Erde, oder auf einem echten Exoplaneten?

Rasend schnell ging es weiter auf eine tundraartige Ebene, in der ich Sibirien erkannte, und am Horizont erschien ein Gebäude, auf welches ich schnurstracks zuflog. Es war eine gotische Kathedrale. Sie wirkte schon von weitem riesig. Doch erst kurz davor konnte ich die wahren Ausmaße dieses Bauwerks erkennen. Das war nicht von Menschenhand gemacht. Ein bombastischer Bau, tausendmal größer als irdische Kathedralen, dessen Türme sprichwörtlich bis in den Himmel reichten.

Nun gut, mein mir einigermaßen bekannter Heimatplanet konnte das offensichtlich nicht sein. Aber ganz offensichtlich sollte dieses offenbar heilige Gebäude das Ziel meiner Reise sein. Ich umkreiste es, bestaunte die Ornamente, die eher aztekisch als katholisch aussahen, während ich dabei immer höher und höher stieg und wiederum die Wolken durchbrach. Was ich schon geahnt hatte, bestätigte sich. Die Türme der Kathedrale reichten bis weit ins Weltall. Der Turmbau zu Babel.

Und auf der Spitze des höchsten Turmes stand eine viereckige Stele aus einem weißen, marmorähnlichen Material.

»Aha, das ist also dieser Gott!«, war mein letzter Gedanke, der eigentlich eine Frage an den Bordcomputer war. Doch statt einer schlauen Antwort hörte ich nur noch das laute und überaus unangenehme Klappern eines Ventilators.

Ich schlug die Augen auf und war endgültig zurück auf meiner guten alten Erde, die sich seither verändert hat.

Sie ist schöner geworden.

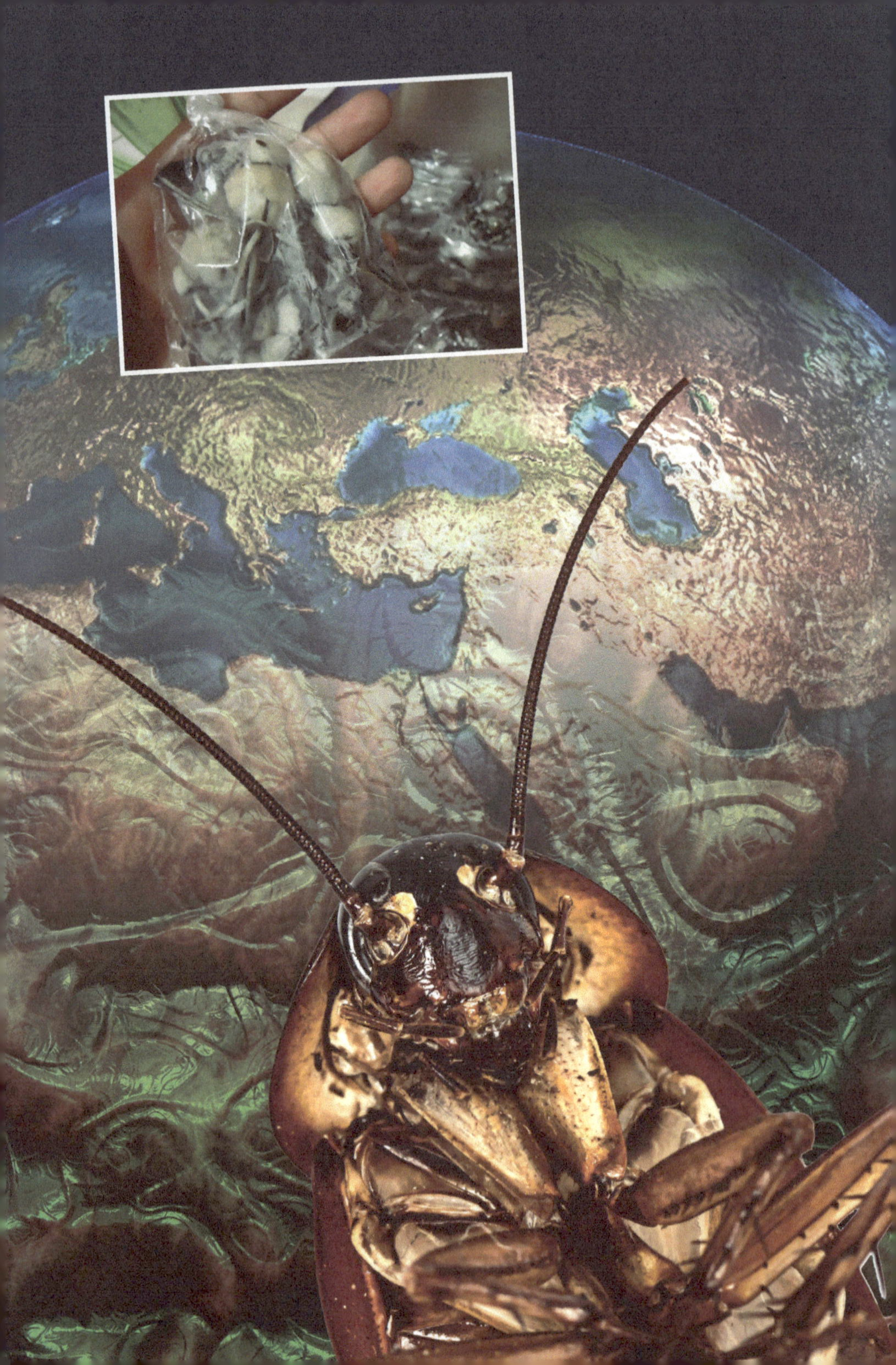

Schwaben und Schaben

Bali, Indonesien

Da lagst du nun also. **Bali.** Nur noch eine halbe Fahrstunde über die Straße von Java entfernt, wie ein mystischer, im satten Morgenblau des Indischen Ozeans vor sich hin dampfender Smaragd. Bali, allein von deinem Namen strömt ein süßer Zauber, der Inbegriff von Freiheit, Südsee und Abenteuer.

Ich hatte seit meiner Abreise aus dem thailändischen Ko Phangan über hundert Stunden in Bussen, Schiffen und sonstigen Transportmitteln verbracht und wollte endlich mit all meinen dreckstrotzenden Klamotten ins Meer fallen und nie wieder herauskommen – und falls doch, dann in der Hängematte den salzwassergetränkten Jeans beim Trocknen zuhören. Und dann endlich was Gutes törnen. Das sollte im legendären Bali ja möglich sein. So in etwa und grob war der Plan.

Wie selbstverständlich hatte ich die mir innewohnende Thai-Insel-Romantik auf Bali übertragen und den »etwas ruhigeren« **Legian Beach** als den vermeintlich richtigen Einstieg für die Insel gewählt.

Die viertelstündige Fahrt von der hektischen Inselhauptstadt Denpasar führte durch einen nach Sommer duftenden lichten Palmenwald, durch den man das Tiefblau des Ozeans erspähen konnte. Ein Anblick, der mir die Erfüllung aller angestauten Wünsche verhieß, bis er jäh durch ein protziges Schild mit der Aufschrift »German Beer Garden« beendet wurde.

Schock! Weißblaue Rauten. Uff-ta-ta am balinesischen Traumstrand! Legian ist längst mit Kuta zu einem riesigen Etwas zusammengewachsen. Ein Paradebeispiel abstoßender Drittwelt-Betonbauten mit nichtssagenden Souvenirläden, lethargischen

Restaurants sowie geschäftstüchtigen Schleppern, Neppern und sonstigen Bauernfängern, die um die wenigen in der Mittagsglut auffindbaren Touristen umherhuschten.

Hütte am Strand? Blick aufs Meer, ein Pfeifchen im Schatten und eine erfrischende salzwasserhaltige Brise unter rauschenden Palmen? So wie ich es von Thailand kannte und so schätzte? Alles Fehlanzeige! *Tidak ada* – gibt's nicht!

Ich bezog ein 10 000-Rupien-Kabuff im morastigen, moskitoverseuchten, dafür vom allgemeinen Bauboom noch verschonten Hinterland Legians. Ein altes Holzbett, Mandi (Klo) und Gratistee den ganzen Tag. Traveller-Herz, was willst du mehr?

Das seit hundert Stunden erträumte Bad im Meer beispielsweise. Der Trugschluss, den ich mir auf der verdammt ewigen Strecke von Thailand hier runter zusammengeschustert hatte, kündigte sich schon von weitem durch ein unheilvoll grollendes Donnern an: zehn, fünfzehn Meter hohe Prachtwellen.

Wer sich da der akuten Gefahr, in Ufernähe von den Tonnen zusammenkrachender Wassermassen erschlagen zu werden, durch Hinausschwimmen zu entziehen versucht, setzt sich einer Macht aus, die unsichtbar und rücksichtslos auf den Schwimmer und natürlich auch auf die Schwimmerin lauert: dem südlichen Äquatorialstrom, der von Nordwestaustralien kommend hier vor der Südküste Balis so richtig an Fahrt gewinnt und aufs offene Meer hinausführt. Weit, weit hinaus. Hinweg über den 7500 Meter tiefen Sunda-Graben, an den Weihnachtsinseln vorbei nach Süden, wo die Antarktis auf den abgetriebenen Bali-Badenden wartet.

Surfers Paradise eben. Entsprechend das Publikum: jung, dynamisch, oberflächlich und überwiegend australisch. Eher Ballermann statt Südsee.

Alles Käse! So hatte ich mir Bali wirklich nicht vorgestellt. Leicht deprimiert saß ich da, auf meiner mit einem Gänseblümchen-Laken bezogenen Matratze, sinnierte und sortierte Samen aus den letzten Resten meines unter zahlreichen Gefahren bis hierher geschmuggelten Thai-Weeds.

Es gefiel mir hier nicht, keine Frage. Zu viele Schlaglöcher, zu viele Grenzen und Polizeikontrollen für ein lebensgefährliches Meer – und Partystimmung made in Down Under.

Ich hatte mir gerade den Joint angezündet und versuchte in den Entspann-erst-mal-Modus zu gelangen, als ich plötzlich ein leichtes Rascheln aus der Richtung meines im Eck liegenden Gepäcks vernahm. Oha, ein Mitbewohner?

Mit einem Besen bewaffnet hob ich meine Tasche vorsichtig an, doch die befürchtete Schlange entpuppte sich als fette Kakerlake, die mit der Nervosität des Ertappten flugs dorthin verschwand, wo sie sich sowieso am wohlsten fühlte, ins Badezimmer.

Mon dieu! Was für ein Monster!

Normalerweise interessieren mich Kakerlaken nicht wirklich, man muss sie ertragen, wenn man viel auf Reisen ist. Normalerweise. Aber normalerweise verbringe ich auch keine fünf Tage am Stück in öffentlichen Verkehrsmitteln, um dann festzustellen, dass ich das alles lieber nicht getan hätte.

Kurzum: Ich war gereizt, daran konnte auch das bisschen Weed nichts ändern, und ich brauchte ein Opfer.

»Dich mach ich fertig!«, schoss es mir Adrenalin-induziert durch den Kopf und die Eingeweide.

Ich hatte der Bestie offiziell den Krieg erklärt und legte mich mit meiner Badelatsche bewaffnet auf die Lauer. Waidmannsheil! Was für ein Wahnsinn hatte mich da bloß beschlichen? Im Grunde gehören Kakerlaken ja so ziemlich zum Harmlosesten, was man in tropischen Wohnungen an unerwünschten Haustieren vorfinden kann. Sie sind weder giftig, noch stechen sie oder saugen Blut. Sie fressen das, was anderes Ungeziefer erst anzieht: Speisereste in der Küche und Scheiße-Reste im Klo.

Wie Ameisen oder Aasgeier fungieren Kakerlaken als tropische Müllmänner und sind darüber hinaus ein Wunder an Überlebensfähigkeit und Anpassungsvermögen. Und was macht der Mensch? Sich ekeln.

Eine irrationale Abscheu, die ich allerdings schon damals nicht wirklich teilte. Nein, es war kein Ekel vor diesen eigentlich eher lustig ausschauenden flinken Gesellen im Chitin-Kleid – es war meine Wut auf mich selbst, der der soeben geflüchtete Vertreter der Gattung *Blattaria* zum Opfer fallen sollte.

Denn kaum hatten sich seine neugierigen Fühler wieder durch die Türschwelle in mein Zimmer hineingetastet, hingen seine Gedärme an der Fuge zwischen Boden und Wand. Eine an Widerwärtigkeit kaum mehr zu überbietende Komposition aus Sonnenuntergangs-Rot, Sandstrand-Braun und Kokospalmen-Grün. Und das auf himmelblauen Fliesen. Die Farben Balis eben.

Waidmannsdank! Sieg! Mein Puls galoppierte vor Erregung. Schwabe killte Schabe, der Haag den Kakerlak! Der angestaute Frust hatte sich jedenfalls entladen – mit einem präzisen Hieb, der einen etwas zu naseweisen emsigen Kanalarbeiter in einen Haufen kotzefarbenen toten Glibbers verwandelt hatte.

Mir wurde leicht übel, und ich trank einen Tee.

Es war Nacht geworden, und die soeben entstandene Unterversorgung trieb mich hinaus. Bali bei Nacht also. Die eben noch unter der Mittagshitze darbende Hauptstraße hatte sich in einen kilometerlangen lärmenden Rummelplatz verwandelt.

Gras ist immer das erste, was ich suche, aber das sollte sich schnell als schwierig erweisen: »*Ganja? Tidak ada!*» Freundlich, aber bestimmt wiesen unisono alle Garküchenbetreiber, Taxifahrer, Schmuckverkäufer und wer da sonst noch so meinen Weg kreuzte, mein illegales Ansinnen ab.

Was? Nicht einmal etwas Rauchbares sollte mir an diesem garstigen Ort vergönnt sein? Konnte mir Bali nicht mal diese kleine Freude bieten?

Ich beschloss, erstmal was zu trinken, und begab mich irgendwie desillusioniert in die nächste verfügbare Kneipe, die sich Beach Boy Bar nannte und dänisches Bier verkaufte. Auf der bareigenen Bühne mühte sich eine balinesische Beach-Boy-Coverband und beschwor das, was hier am allermeisten fehlte: »*Good vibrations*« nämlich.

Kaum hatte ich mein Tuborg mit Eiswürfeln bekommen und mich am Tresen der peinlichen Westcoast-Persiflage hingegeben, klopfte mir von hinten ein Einheimischer auf die Schulter, der sich offenbar um mein sexuelles Wohlbefinden Sorgen machte: »*Hey Mister! You want fucki-fucki?*»

Ehe ich auf das Gesagte angemessen reagieren konnte, zog der zwergenhafte Balinese seine Spiegelbrille wichtigtuerisch zurecht, zog an seiner nach Gewürznelken riechenden Gudang-Garam-Kippe und wiederholte sein Angebot, allerdings etwas detaillierter: »*Mister, äh Sir! Kupu-kupu malam, ladies, fuckifucki?*« Ich lehnte dankend ab, Nutten waren nie mein Ding, wusste aber natürlich, dass, wer Huren vermittelt, auch anderes Illegales tut oder zumindest weiß, wer es tut oder wo es getan wird. Und siehe da, als ob er es geahnt hätte, flüsterte er auffällig unauffällig mit vorgehaltener Hand: »*Magic mushrooms?*«

Wie schon bei der Kakerlaken-Begegnung hörte ich wieder mein Herz vor Erregung in den Ohren pochen. *»Ada mushroom?«*, fragte ich in akzentfreiem Bahasa Indonesia den soeben von einem verschlagenen, schmierigen Zuhälter zu einer wichtigen Person mutierten Insulaner. Der jubelte erfreut: *»Ada! Ada! Jamur-jamur! Baik-baik!»* (»Gibt es! Pilze! Gut!«) und stellte sich jetzt offiziell und förmlich als Iswardi vor.

Fünf Minuten später saß ich hinter ihm auf einer 125er-Suzuki. Das Schicksal war mir offensichtlich wieder wohlgesonnen. Iswardi fuhr wie eine gesengte Sau. Napoleon-Komplex. Dass alle anderen genauso fuhren, machte es nicht besser, so dass in diesem Fall der Weg wirklich sehr bedingt das Ziel war, welches wir nach einer Viertelstunde chaotischen Kreuz und Quers in irgendeinem finsteren Hinterhof finden sollten.

Ein süßer Duft nach Hühnerkacke, vergorenen Früchten und Diesel lag in der Luft. Iswardi schlug heftig gegen eine rostige Wellblechtüre, bis uns ein gewisser Mantuk unter Vergewisserung, dass uns auch niemand gefolgt war, Einlass gewährte.

Mantuks Hütte war nicht nur eine erbärmliche Baracke, sondern wohl auch ein Puff. Ich staunte nicht schlecht, als ich da ein halbes Dutzend spärlich bekleideter und bedenklich junger Mädchen verängstigt im Eck sitzen sah. Vielleicht doch *»fucki-fucki?«* Auch Mantuk konnte es nicht verstehen, dass ich ablehnte, aber immerhin, er hatte tatsächlich *jamur* zu verkaufen. Wunderbar! Unser Hinterhofbordellbetreiber verschwand kurz irgendwo im Dunkeln, um mit einer Plastiktüte zurückzukommen, in der sich eine Handvoll langstieliger Pilze befand. Keine Ahnung, was für eine Art genau, am ehesten *Psilocybe cubensis*. Sie zeigten deutlich blaue Druckstellen und warteten leider schon deutlich zu lange auf mich. Denn sie sahen alles andere als frisch aus.

Ihr Ignoranten! Pilze in einer Plastiktüte. *Tidak baik!* Gar nicht gut! Das weiß doch jedes Kind. Mit Händen und Füßen und fünf Wörtern Bahasa Indonesia versuche ich, meinen zwei Freunden zu erklären, dass Pilze niemals in Plastik transportiert werden sollten. Sie verstanden es nicht, Plastik ist einfach klasse in Asien, aber sie nickten wenigstens als ob und freuten sich vor allem über die 20 Dollar, die sie sich brüderlich teilten.

Nachdem auch ein letztes Fucki-Fucki-Angebot (auch das hätte 20 Dollar gekostet) von mir dankend abgelehnt wurde, saß ich zwei Minuten später wieder hinten auf der Suzuki, diesmal aber mit einer Tüte angefaulter Magic Mushrooms und in froher Erwartung eines tollen mystischen Erlebnisses.

Ich befand mich ja schließlich auf Bali, das für Magie und Mystizismus nachgerade berühmt ist.

Zur Einnahme des balinesischen Frischgemüses begab ich mich in eine traurige Strandbar, wo der besoffene australische Wirt sein einziger Kunde war. Unter Zuhilfenahme dreier Coca Cola würgte ich Manits absolut ekelhaft schmeckende Pilze hinunter und begab mich dann sofort auf den Heimweg.

Das Zimmer war von zwölfstündiger solarer Wellblechbestrahlung aufgeheizt wie eine Sauna, ich riss alle Fenster und die Türe auf, zündete zwei Kerzen und eine Spirale Moskito-Coils an und legte mich zum Relaxen auf das Bett. Da meldete sich vehement mein Darm zur dringenden Entleerung.

Scheiße! Im wahrsten Sinne des Wortes – jetzt, wo gerade die ersten Wirkungen einsetzten. Aber es hilft ja nichts, ein unbefriedigtes Defäkationsbedürfnis ist mindestens genauso schlimm wie 65 Grad Raumtemperatur, und so wackelte ich mit schon ziemlich weichen Knien Richtung Mandi, wie hier das Badezimmer mit Kackloch im Boden bezeichnet wird.

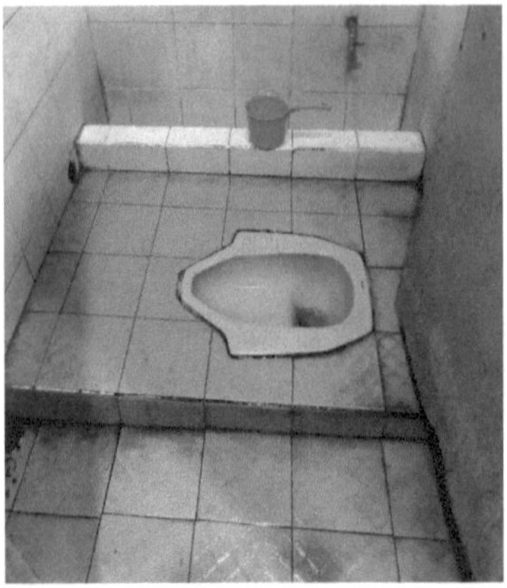
Mandi mit Plumpsklo

Licht an! Klick. Zwei Kakerlaken huschten über den Boden und suchten panisch Schutz vor der 40-Watt-Lampe und einem verstörten Exemplar der Gattung Homo sapiens, das schon wieder die primitive Mordlust zu übermannen begann. Sie waren beide chancenlos, und an meiner Sandale lief der farbenfrohe Schleim herunter. Was für ein Anblick im gerade einsetzenden Psilo-Rausch!

Ich vollzog mein Geschäft in der Hocke und mit jeder Sekunde verstärkte sich nun die Wirkung der Pilze. Plötzlich wurde mir unglaublich übel, und ich spie in einem Strahl die schwarze Coca-Cola-Magic-Mushroom-Mischung an die blau geflieste Wand. Eine Wohltat, ich merkte es sofort, und würgte als Dreingabe noch das Chicken-Curry vom frühen Nachmittag hinterher.

Was für ein Set! Was für ein Setting! Kein Wunder, dass sich da Kakerlaken wohl fühlen! Kaum hatte ich zu Ende gedacht, erschien, wahrscheinlich vom süßen Geruch meines Erbrochenen angelockt und wie auf Befehl, die nächste Schabe, mit der ich ebenfalls kurzen Prozess machte. Zack! Klatsch! Würg! Ein glibbriger Mikrokosmos aus Azurit und Malachit breitete sich vor meinen Augen aus.

Ich schaffte es nicht mehr zurück auf mein Bett, sondern verharrte auf dem Boden des Badezimmers. Mein Herz begann zu rasen und die Kacheln an der Wand begannen, sich zu bewegen. Sie pochten im Rhythmus meines Herzschlags und nahmen bizarre, aztekisch anmutende Formen an. Und hörte ich da plötzlich Gamelan-Musik in der Ferne?

Ich war wie gelähmt und starrte weiter auf das wabernde Blau mit den diversen Auswürfen meines Mageninhalts darauf. Deutlich waren darin die Pilzreste zu erkennen, insbesondere die widerwärtigen holzigen langen Stängel, und wie ich mir noch so darüber Gedanken machte, dass da wohl leider viel unverdaut wieder herausgekommen war, begannen sich die dunklen Pilzreste rhythmisch zur notorischen balinesischen Tempel-Musik, die ich zu hören glaubte, zu bewegen.

Bewegen? Nein! Sie metamorphisierten und verwandelten sich in – ich fasste es nicht – Kakerlaken. Nicht eine, nicht fünf … Dutzende davon! Aus jedem noch so kleinem Pilzrest, der in meinem Erbrochenen zu erkennen war, spross eine Kakerlake. Ein Bild des Grauens. Instinktiv zuckte meine rechte Hand schon wieder Richtung Badelatsche, ich war dann aber doch noch klar genug, nicht damit auf Kotze einzuschlagen. Es waren ja nur Halluzinationen. Nur? Irgendwie vermischten sich nun Rausch und Realität zusehends.

Was für ein krasser Trip, den ich natürlich völlig selbst verschuldet hatte – keine Frage! Nichts, außer meiner Gier nach Berauschung, sprach an diesem Tag für eine erfreuliche Pilzerfahrung. Weder die Umstände des Wohnens noch die des Einkaufens und vor allem nicht der Zustand der Pilze, deren purer Anblick in mir ja schon heftige Abneigung verursachte. Nein, es war keine gute Idee gewesen. Denn potent, das waren sie, aber hallo! Da wäre ich besser in der australischen Säuferbar abgehangen, um mich mit Bintang-Bier und billigem Arrak volllaufen zu lassen. Dann hätte ich zwar sicher auch gekotzt, aber danach geschlafen.

Doch das sollte mir vorerst nicht vergönnt sein, denn ich starrte weiter paralysiert auf die Schar der Kakerlaken, die sich nun zu formieren begann.

Und ich erkannte sofort, wozu: Das Kakerlakengericht tagte. Gekämmt, geschniegelt und mit grimmigen insektoiden Blicken. Richter, Schöffen, Staatsanwalt, Publikum und ... ich. Die Anklage war klar und lautete »mehrfacher Schaben-Mord aus niederen Beweggründen».

Ich war schuldig, keine Frage. Die *Corpora delicti* klebten ja noch an den Sohlen der Tatwaffe beziehungsweise diversen Stellen an Wand und Boden. Mehr in flagranti geht kaum.

Was tun? Üble Paranoia durchströmte nun mein Gemüt, ich glaubte längst, was ich sah, während die Kakerlaken hasserfüllt den Massenmörder mit ihren unheimlichen Augen fixierten.

»Schuldig! Im Sinne der Anklage!«, dachte ich so laut, dass jeder im Gerichtssaal Anwesende es deutlich vernehmen konnte. Vielleicht mindert ein reumütiges Geständnis auch im Reich der Kakerlaken die Strafe.

Ich musste mir eingestehen, dass es ein törichter Fehler gewesen war, diese Tiere zu erschlagen, ohne mich vorher mit den juristischen Folgen derartigen Tuns beschäftigt zu haben.

Und nun wurde ich eben zur Rechenschaft gezogen. Vor Gericht in Bali. Aber nicht wegen Drogenbesitzes, mit so was muss man immer irgendwie rechnen, nein, wegen Schabenmordes. Mord! Wie das schon klingt! Hoffentlich haben sie die Todesstrafe abgeschafft. Was für Gedanken! Doch anstatt einfach aufzustehen und »Tschüs« zu sagen, verfolgte ich weiter wie gelähmt die aberwitzige Szenerie und steigerte mich immer tiefer hinein.

Ein Horrortrip par excellence. Tod durch Auffressen? Tod in der Kanalisation? Sind Kakerlaken vielleicht doch giftig? Auch das wäre ja noch eine naheliegende Möglichkeit der Exekution.

Todesangst! Das Schabenteuer hatte nun definitiv seinen negativen Höhepunkt erreicht und just bevor der Vorsitzende Richter, eine überaus unsympathische Erscheinung übrigens, mit furchteinflößenden Kauwerkzeugen und hasserfülltem Blick, sein Urteil aussprechen konnte, musste ich mich erneut aufs Heftigste übergeben. Zum Glück genau auf die bizarre Veranstaltung.

Ich nutzte den Augenblick der allgemeinen Verwirrung (damit hatten sie wohl nicht gerechnet), schloss endlich die Augen und kroch auf allen Vieren aus dem Gerichtsaal respektive Mandi zurück in die Freiheit.

Ich habe nie wieder einer Kakerlake auch nur einen Fühler gekrümmt.

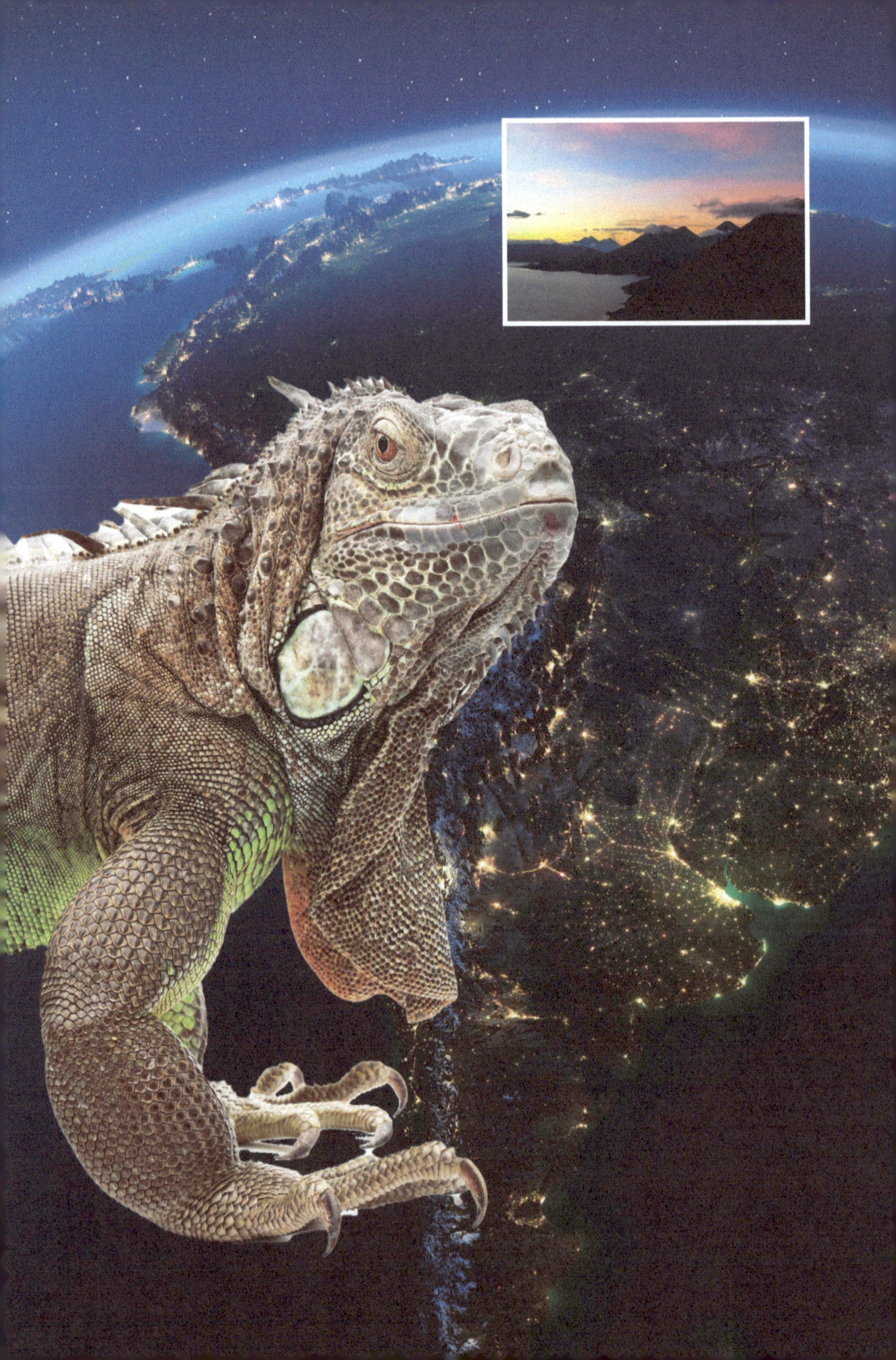

Die Eidechse
Lago de Atitlán, Guatemala

In drei Stunden ist's zu schaffen«, ermutigte mich Juan, der freundliche Busfahrer, als ich an einem kühlen Novembermorgen den zum Bersten vollen Bus von Guatemala City nach Panajachel, dem einzigen per Straße erreichbaren Ort an Guatemalas Naturschönheit, dem Lago Atitlan, bestieg.

Und während ich mich mit meinem Gepäck in den Fußraum vor mir hineinzwängte, klopfte mir der Chauffeur aufmunternd auf die Schulter: »Sofern alles gut geht, *Gringo!*«

Diese Anmerkung hättest du dir irgendwie sparen können, Amigo. Denn ich weiß ganz genau um Guatemalas traurige Berühmtheit, was spektakuläre Bus-Unfälle und -Überfälle betrifft – sie hat dem Land sogar einen Eintrag im Guiness-Buch der Rekorde beschert.

Und ich wusste auch, dass besonders diese Busroute betroffen war, weil sie erstens durch Rebellengebiete führt, sich zweitens meist betuchte Ausländer an Bord befinden und last but not least der Straßenzustand im Hochland Guatemalas nur noch vom technischen Zustand der darauf verkehrenden öffentlichen Verkehrsmittel unterboten wird.

Ich versuchte zu verdrängen, was alles schiefgehen könnte, und überraschte den offenbar immer grinsenden Maya-Nachfahren am Steuer mit meiner spanischen Lieblingsfloskel: *»La Esperanza es la sal da vida«*, was »Die Hoffnung ist das Salz des Lebens« bedeutet und hier in fast jeder Situation Sympathie und Zustimmung findet. Ist ja auch was dran.

Juanito war auf jeden Fall höchst erfreut, das von einem Gringo zu hören, und nickte anerkennend. Dann bekreuzigte er sich dreimal und küsste eines der vielen Heiligenbilder, mit denen er – nebst einem guten Dutzend Kruzifixe – sein rudimentäres 50er-Jahre-Cockpit in einen Altar verwandelt hatte. Dann rief er salbungsvoll und voller Inbrunst: »*Dios es nuestra luz!* – Gott ist unser Licht!« und startete den alten Nachkriegs-Diesel. Respekt! Hier hatte die Inquisition aber mal funktioniert.

Die Strecke von Guatemala City zum Atitlán-See ist spektakulär. Sie führt in engen, teilweise schwindelerregenden Serpentinen durch mit Dschungel und Kaffeeplantagen überzogenen Vulkanlandschaften, gelegentlich unterbrochen von kleinen indigenen Dörfern und häufig verziert mit Kreuzen am Straßenrand. Ich wollte gar nicht so genau wissen, warum die da stehen.

Aber keine Frage, hier hat Gott ganze Arbeit geleistet. Was für ein schönes Land! Glücksgefühle durchströmten mein Gemüt, während die grob 50-köpfige Restbelegung des Busses in stoischer Ruhe vor sich hin döste.

Plötzlich unterbrach eine Vollbremsung das allgemeine Chillen. Polizeikontrolle. Unangenehm. Für die einen weniger, für die anderen mehr. Ich hatte etwas Gras und ein, zwei Restnasen Koks in einer Zigarettenschachtel in der Hosentasche. Damit sollte man sich in Guatemala besser nicht erwischen lassen, und ich versteckte es sicherheitshalber unter dem Sitz vor mir, wo ein betagtes Mütterlein mit zwei Enkelkindern und einem Hühnerkäfig kauerte.

Unnötige Aktion. Die Bullen interessierten sich nicht für die Passagiere; sie interessierten sich eigentlich für überhaupt nichts, außer den Geldschein, den ihnen unser bis eben noch so fröhlicher Pilot aus welchem Grund auch immer zustecken musste.

Mit einem lauten Fluch über die Mutter des korrupten Polizisten, der einem echten Christenmenschen wie unserem

Busfahrer eigentlich gar nicht über die Lippen hätte kommen sollen, setzte er unsere Fahrt fort, die keine zehn Minuten später von der längst erwarteten ersten technischen Panne, einem lapidaren Plattfuß, erneut unterbrochen wurde. Juanitos Laune wurde dadurch nicht besser. Seine Flüche dafür umso derber. Da hat er was zu beichten am Sonntag!

Reifenwechsel im nun auch noch einsetzenden Tropenregen. Zwar keine einfache Sache bei so einer alten Kiste, aber für unseren angepissten Fahrer Business as usual. Ein paar Passagiere scharten sich jedenfalls gute Ratschläge erteilend um ihn, während er unentwegt weiter fluchte und das Radkreuz keuchend schwang.

Ich nutzte unterdessen die allgemeine Aufregung, um wieder in den Besitz meiner versteckten Vorräte zu gelangen und mir einen kleinen unverhofften Rauch im Tropenregen zu gönnen.

Juans anvisierte drei Stunden waren inzwischen vorbei, und wir hatten gerade die Hälfte der 130-Kilometer-Strecke bewältigt. Es sollten dank zwei weiteren uniformierten Wegelagerer-Checks insgesamt derer sechs werden, bis wir endlich in den Busbahnhof Panajachels einbogen.

Juanitos Anspannung war verflogen: »*Gracias a Dios!*« Alles wieder gut gegangen.

Lago de Atitlán – See des ewigen Frühlings. Schon die Mayas verehrten diesen bezaubernden Ort, wo sich gleich drei Vulkane im strahlenden Dunkelblau des riesigen Atitlán spiegeln. Kein Wunder, dass ich nicht der erste Ausländer bin, der sich hierher verirrt hat, wo sich entsprechend der Schönheit der Gegend eine bestens ausgestattete Rucksackreisenden-Industrie etabliert hat. Und das bedeutet, grob und leicht überspitzt gesagt, billige Unterkünfte, internationales Junkfood und mit Sicherheit gleichgesinnte Leute. Denn wo die Rucksäcke unterwegs sind, sind auch die Drogen nicht weit. Hauptdroge in Guatemala ist allerdings ganz legal der allgegenwärtige Kaffee, dicht gefolgt vom Alkohol – das Feuerwasser erlaubt ihnen ja ihr lieber Gott.

Bei den illegalen Drogen steht an erster Stelle das Kokain. Kolumbien ist nah, Guatemala ein wichtiges Transitland gen USA und der Stoff entsprechend billig. Zehn Dollar das Gramm. Ungestreckt natürlich, denn wer streckt, riskiert sein Leben. Die Ober- und Mittelschicht sind verrückt nach Koks, und die Armen in den Slums sind es auch. Die einen in die Nase, die anderen in die Lunge.

Und dann kommt mal lange nichts, und dann finden sich schließlich auch ein paar einheimische Kiffer, vor allem unter den schwarzen Guatemalteken, die sich gewöhnlich als »Rastas« betrachten oder durch ihr Äußeres wenigstens den Anschein erwecken wollen. Denn Rasta kommt gut an in der Traveller-Szene. Und das nicht nur bei alleinreisenden liebesbedürftigen Exemplaren der Damenwelt, sondern eben auch, wenn es um die ersten Drogen-Connections irgendwo in der Fremde geht. Es gilt die einfache Regel: Rastaman kann helfen! Mir half er jedenfalls unzählige Male aus der Klemme. Daher einmal einen Dank an dieser Stelle an alle Rastamänner dieser Welt.

Allerdings: Da Rastaman meistens völlig klamm ist und – machen wir uns nichts vor – Weiße per se auch nicht sonderlich mag, bescheißt er einen allerdings auch gerne mal. Und das geht ganz besonders einfach bei schnellen Drogengeschäften auf der Straße. Auch da tappt man immer mal wieder in die Falle. Böser, böser Rastaman!

In Guatemala allerdings eher nicht, da sind auch die auf Touristen spezialisierten Rastas eher anständig, wie ich sogleich feststellen durfte. Denn noch im Busbahnhof Panajachels wurde ich von einem im mäßig gelungenen Jamaika-Dialekt angesprochen: *»Hola, Mister! How da morning? You need hotel, restaurant, tourist guide?»*

Standardprogramm, gefolgt von meiner Standardantwort:

»Nö. Ich suche was zu rauchen!« Immer gleich klare Verhältnisse schaffen! Das kam auch wie immer gut an: *»Smoking good, man!«* Er konnte oder wollte mir allerdings nicht hier an Ort und Stelle helfen, da zu gefährlich, aber Edmondo, so stellte er sich schließlich vor, habe da einen »good friend in San Pedro«, den solle ich besuchen.

Dann drückte er mir einen Werbezettel in die Hand, auf dem in einem halben Dutzend Sprachen »Willkommen im El Lagarto Loco« und darunter die schlichte Adresse »San Pedro La Laguna« stand.

San Pedro La Laguna liegt auf der gegenüberliegenden Seeseite und war von vornherein schon als mein Ziel angedacht. Ich musste nur einen kurzen Blick ins Internet werfen, dann wusste ich schon, wo ich hinwollte, und Edmondos heißer Tipp kam mir gerade recht.

El Lagarto Loco. Ha! Die verrückte Eidechse. Was für ein geiler Name! Gefiel mir unbesehen.

Ein Rastaman, ein Wort, ein See, ein Boot – und pünktlich zum Sonnenuntergang erreichte ich **San Pedro la Laguna,** am Fuße des majestätisch emporragenden gleichnamigen Vulkans.

San Pedros Hauptzweck, das ist nicht zu übersehen, ist der Anbau und Verkauf von Kaffee, und zwar, wie in Lateinamerika üblich, die Arabica-Sorte. Der berühmte »Hochlandkaffee». Für jemanden wie mich, der Espresso liebt, die beste Sorte – die am Atitlán-See inzwischen sogar »kontrolliert und fair und unter biologischen Bedingungen« angebaut wird, was in erster Linie den

Verzicht auf Sklaven, Pestizide und Kunstdünger bedeutet. Der fruchtbare vulkanische Boden kommt ihnen da sicher entgegen, der ist Nährstoff pur für jede Pflanze.

Auch die Höhenlage (1500 Meter) und das Klima (feucht und trotzdem niedere Luftfeuchtigkeit) haben einen positiven Einfluss auf gesundes und üppiges Wachstum der Kaffeesträucher. Das ist offenbar die optimale Umgebung für diese Pflanze, und so braucht sie eben auch keine Gifte aus dem Hause Bayer, um prächtig zu gedeihen.

Und was die vermeintlichen Sklavenbedingungen in den Plantagen anbetrifft: Der Kaffee-Anbau erfolgt hier, auch das ist in Lateinamerika inzwischen vielerorts Usus, in sogenannten Cooperativas, in der alle Bauern der Region gemeinsame Sache machen. Reich wird davon keiner, aber genug zu essen, ein bescheidenes Häuschen mit TV und einem Moped davor hat jede Kaffeebauernfamilie. Schnell merkt man, das sind alles liebe und brave Menschen, die fleißig ihrer Arbeit nachgehen und deren Kinder noch gerne die Schule besuchen.

Inzwischen war es dunkel geworden, und eine frische Brise wehte vom Atitlán herauf. Kleine Pause vor dem Dorfladen und Smaltalk mit dem netten Verkäufer. Die Straße hatte sich inzwischen prall gefüllt und das ganze Dorf schien nun unterwegs zu sein. Aber nicht – wie ich zuerst annahm –, um sich zum in Lateinamerika üblichen Freitagabend-Besäufnis in der eh nicht vorhandenen Dorfkneipe einzufinden.

Nein. Freitag ist der Tag des Herrn, und der tritt in Guatemala in unzähligen Formen und Religionsgemeinschaften auf.

Und Punkt acht Uhr war San Pedros Dorfstraße wie leergefegt, und aus jedem zweiten der vielleicht hundert Häuser San Pedros drang nun huldvolle Musik und religiöser Gesang.

Neben der katholischen und evangelischen Kirche, die sich schon seit Jahrhunderten um das Wohlergehen der indigenen Seelen sorgen, buhlen auch beschwörende Zeugen Jehovas, versteckte Mormonen, singende Bethel-Christen, Anglikaner und bestimmt noch ein halbes Dutzend weiterer Glaubensgemeinschaften um die Gunst der Menschen hier, denen nebst ihrem Fleiß offensichtlich auch ein tiefer Wunsch nach Religiosität innewohnt.

Im Grunde egal, wer da was predigt. Ich musste schmunzeln und an meinen Busfahrer denken: Gott ist halt ihr Licht. Wohl dem, der das von sich sagen kann.

Endlich das Lagarto Loco, wie es mit geschwungenen Buchstaben auf dem weißen Kalkputz des kleinen Hauses am Seeufer geschrieben stand.

Die sanfte Brise des Abends hatte sich in einen handfesten Sturm verwandelt und durch das kleine Fenster an der Hausfront drang Jimmy Cliffs »Many Rivers to Cross«.

Ich klopfte an die massive eisenbeschlagene Holztür und ein hageres Gesicht streckte sich mir durch das Fenster entgegen. Mein erster Gedanke: »Marty Feldman als Igor in *Tanz der Vampire*«. Mein zweiter: »Wow! Die Eidechse!«

Und – wow! – sie trug auch noch meinen Namen: Estéban. Er begrüßte mich freundlich und gewährte mir Einlass in seinen Tempel. Ich ahnte, dass hier anderen Göttern gehuldigt werden sollte.

Andächtig betrat ich die heilige Halle, die vor allem durch ihre architektonische Bescheidenheit und rauchgeschwängerte Luft bestach, und ließ mir von Estéban, der einzigen anwesenden Person, das einzige zur Verfügung stehende Zimmer zuweisen. Keine Frage, Estéban war eine Eidechse. Das Gesicht, der Blick und wie er um die Ecke huschte, alles erinnerte tatsächlich an ein

Reptil, und dass er nicht nur etwas »*loco*« war ... nun ja, auch das sollte sich dann recht schnell herausstellen. Verrückt vor allem nach und von und durch Kokain. Ich habe auf all meinen Reisen wahrlich genug Kokainisten erlebt und war selber dem Stoff lange genug viel zu sehr ergeben, aber die Eidechse Estéban toppte (fast) alle und alles.

Okay, es wurde klar, worauf das hier herauslaufen würde, und ich fügte mich nicht wirklich schweren Herzens meinem Schicksal, welches seine Ouvertüre landestypisch mit einem »Negro y Blanco«, also einem kleinen Kaffee und einer fetten Line auf dem Tresen nahm.

Und was soll ich sagen? Selten so ein feines Koks geschnupft wie dieses. Selbst in Kolumbien nicht.

Estéban war Profi und überaus großzügig, und Estéban war, wie ich langsam zu ahnen begann, schwul und einsam und hoffte offenbar, in dem alleinreisenden Herrn mittleren Alters einen Gleichgesinnten gefunden zu haben.

Ist nicht der Fall, aber ich merkte es an seinem Blick, der zuvorkommenden Art, der Art wie er lachte ... Man(n) spürt es einfach.

Die verrückte Eidechse ist eigentlich eine schwule. Deshalb das komische Grinsen vom Kaffeemann, als ich nach dem Weg hierher fragte, deshalb vielleicht auch keine Gäste in der eigentlich geräumigen Bar.

Homosexuelle werden nämlich bei den guten Christenmenschen hier zutiefst verachtet und oft übelst gemobbt, und auch Drogenkonsumenten genießen übrigens einen denkbar schlechten Ruf.

Estéban war beides und daher einsam, und gleich gepolte Ausländer waren seine einzigen Freunde und wahrscheinlich auch Bettgenossen. Was soll's? Macht mir nichts. Ich kenne genug Schwule und mag die meisten davon.

Solange er mir keine K.O.-Tropfen ... Tat er nicht. Er versuchte es mit seinem peruanischen Kokain. Und als er nasal keine Fortschritte erkennen konnte, zog er seine Wasserpfeife zu Rate, die er mit Asche und kleinen beigen Steinchen füllte: Kokain-Base.

Nachdem er sich gierig einen tiefen Zug in die Lungen gepresst hatte, reichte er mir die Pfeife.

Dann klingelte es in den Ohren, und es folgte ein Blackout für fünf Minuten.

Da hätte er zugreifen können. Tat er aber nicht, denn eigentlich war Estéban das, was fast alle Eidechsen und Schwule übrigens auch sind: völlig harmlos. Aber Scheiße, die Pfeife hatte es mir angetan (und es sollten im Übrigen viele Jahre verstreichen, bis ich mich davon endgültig fernhalten konnte).

Allerdings änderte sie sehr zu Estébans Enttäuschung nichts an meinen sexuellen Neigungen. *Lo siento,* Kollege, tut mir leid.

Wir rauchten im Zehn-Minuten-Takt. Estéban war der Hohepriester, und nur er bereitete die Pfeife zu. Die Steine wurden größer und größer und die Eidechse mit jeder neuen Dosis geiler. Er wollte mich ficken. Ganz klar. Er sprach es nicht aus, stattdessen berichtete er mir von seinen amerikanischen Amigos, die ihn öfters »besuchten« und offenbar aufgeschlossener waren und mit denen er wohl auch einschlägige Geschäfte betrieb.

Denn mit der Vermietung eines Zehn-Dollar-Zimmers und einer leeren Bar kommt man nicht weit. Auch in Guatemala nicht. Zehn Dollar Tageseinnahmen? Das verraucht Estéban in einer Stunde – wenn er allein ist.

Mit mir ging es noch deutlich schneller, was die Eidechse aber nicht kümmerte. Er hatte wohl genug davon. Wie offenbar auch von seiner Kleidung, die er irgendwann abzulegen begann, um mir stolz seine mächtige Koks-Latte zu präsentieren.

Hola, die Waldfee! Wie ist denn der drauf? Darauf schnell der nächste Rauch.

Und nun nahm die Szene geradezu kafkaeske Züge an, denn plötzlich stand da nicht ein nackter notgeiler, deutlich unterernährter Guatemalteke mit steifem Gemächt, nein, Estéban verwandelte sich in einen nackten Leguan mit braun glänzenden Leguan-Schuppen, während die Zunge Witterung aufnehmend hin und her schnellte. Und erst diese Augen!

Diese Hallu war zu echt und zu grotesk, und als mich die Eidechse aufforderte, nun doch ebenfalls meine Kleidung abzulegen, beschloss ich, besser den geordneten Rückzug anzutreten. Ist halt nicht mein Ding mit einem Typen, auch nach 15 bis 20 Pfeifen nicht.

Estébans Enttäuschung war nicht zu übersehen, wähnte er sich doch schon kurz vor dem Ziel, und seine schmierige Freundlichkeit war augenblicklich gänzlich verschwunden. Jetzt war er nur noch ein wechselwarmes Reptil mit kaltem Blick, das mein 50-Dollar-Kompensationsangebot für verbrauchtes Kokain meinerseits und entgangene Freuden seinerseits überheblich ablehnte. Ich gab sie ihm trotzdem, während er sich den nächsten Stein auf die Asche legte und mir danach die Pfeife demonstrativ nicht mehr weiterreichte.

Und ich hätte sie auch nicht genommen. Typisch Crack. Scheiß-Gift. Erst war alles so nett und irgendwie magisch, und jetzt herrscht nur noch die pure Antipathie.

Scheiße! Unter Kiffern geht es einfach relaxter zu. Womit wir beim nächsten Problem angekommen wären, denn vor lauter Kokaingier hatte ich natürlich ganz vergessen, etwas zum Kiffen zu organisieren, mitunter eines der besten Mittel überhaupt, dem Kokswahn zu entrinnen.

Das ist in Guatemala auch schon unter deutlich weniger prekären Umständen nicht immer ganz einfach, aber um Mitternacht in San Pedro La Laguna einfach ausgeschlossen. Es sei denn, man fragt die beleidigte Eidechse, die noch immer unbekleidet an ihrer Pfeife klebte und mich keines Blickes mehr würdigte.

Das tat ich nicht, sondern schloss mich paranoid in meinem Zimmer ein. Scheiße. Irgendwie alles aus dem Ruder gelaufen.

Hätte ich ihn halt rangelassen ...

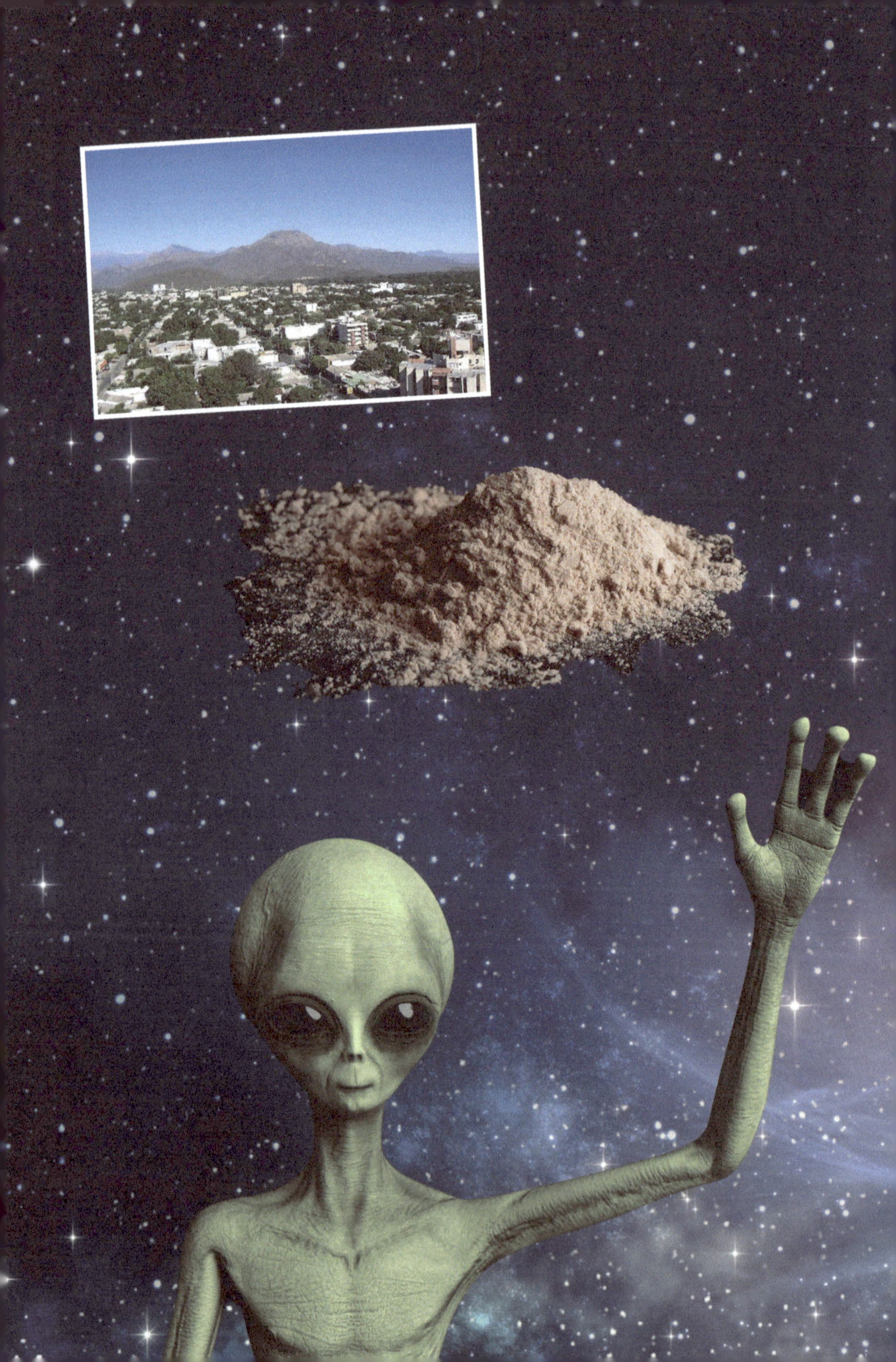

Der Abend vor der Finsternis

Valledupar, Kolumbien

Valledupar ist jetzt nicht unbedingt eine dieser Städte, wo man länger als nötig verweilen möchte. Ein Paradebeispiel südamerikanischer Zweck-Architektur, allgemeiner Geschäftstätigkeit und überbordenden Verkehrs, eingebettet in eine unangenehme trocken-staubige Hitze, wie sie hier am Südrand der kolumbianischen Sierra Nevada so üblich ist. Zumindest wenn nicht gerade Regenzeit ist, denn dann dürfte der ganze Moloch nur im Morast und Dreck ersticken.

Ich hatte mich am frühen Morgen von meinem Haus in den Bergen Santa Martas aufgemacht, um einer bevorstehenden Sonnenfinsternis beizuwohnen, die erst auf diesem Breitengrad eine komplette Verfinsterung bieten sollte. Und das war selbst für mich, der normalerweise das Haus in diesen Tagen nur zum Besuch des Dealers verließ, Ansporn genug, die ungemütliche sechsstündige Busreise nach Valledupar anzutreten.

Das Hotel *Central* machte seinem Namen alle Ehre – es lag in der Stadtmitte – und war zudem die billigste Absteige der Stadt. Satte fünf Dollar die Nacht, ohne Frühstück natürlich. Wer braucht schon Frühstück?

Bloß nicht zu viel Geld für ein Hotel ausgeben! Für alles andere, vor allem für die lieben Rauschmittel, saß die Knete irgendwie immer lockerer. Aber sich zu erlauben, einmal ein paar Pesos mehr für eine etwas behaglichere Umgebung auszugeben, das kam mir damals einfach nicht in den Sinn. Lonely-Planet-Reiseführer-Syndrom. »Set und Setting« – ein völliges Fremdwort!

Allerdings, und das ist fast schon eine eherne Regel, je billiger die Absteige, um so weniger dumme Fragen werden gestellt, und – in diesen Zeiten, wo man noch nicht online buchen konnte, ein wichtiges Kriterium in Kolumbien – umso besser nämlich die Chance, als offensichtlicher Drogenkonsument überhaupt eine Unterkunft zu bekommen. Gute Hotels nahmen keine »Junkies« auf. Das *Central* war also perfekt! Und sein Sahnehäubchen war Señor Lopez, der fette Kerl an der Rezeption, der sich außerdem als Chef, Koch, Kellner, Hoteldealer und Zuhälter zuständig zeigte.

»Quieres chicas? Drogas?« Ohne Umschweife kam Senor Lopez, noch ehe ich meine Eintragungen im Gästebuch abgeschlossen hatte, auf seine kleinen Nebengeschäfte zu sprechen. Nun ... ein Mädchen hatte ich zu Hause, die betrog ich nicht; aber *claro que sí, amigo: drogas* immer. Er habe da *algo special,* also was Besonderes, etwas, was ich sicherlich noch niemals in meinem Leben bekommen habe.

Nun ja, diese Sprüche kennt man ja zur Genüge, aber in Kolumbien entsprachen sie meistens den Tatsachen. Denn damals wie heute gab und gibt es in Kolumbien wenig schlechten oder gestreckten Stoff. Es war und ist eine Frage der Ehre und auch eine der persönlichen Sicherheit für kolumbianische Drogenhändler, gutes Material zu verkaufen. Mit ganz wenigen Ausnahmen war alles, was ich jemals dort bekam, sauber, rein und somit gut. Ich gehe sogar so weit und behaupte, dass kolumbianische Drogenhändler besonders korrekt sind. Egal ob Koks oder Weed, es gehört zu ihrem Berufsethos und ihrer Überlebensstrategie, guten Stoff zu verkaufen.

Und das galt sicher auch für diesen etwas windigen, aber nicht unsympathischen Rezeptionisten im zentralen Stundenhotel von Valledupar, insofern kein großes Risiko, auf sein »algo special« einzugehen. Ich erwartete natürlich Koks und signalisierte mein Interesse. Mit den Worten »Na, dann komm mit, *Gringo* ...«

(er wagte es tatsächlich, dieses rassistische Wort zu verwenden), *vale la pena*, es ist die Mühe wert, lotste er mich in ein kleines Hinterzimmer, an dessen schwere Holztür ein verrostetes *»Oficina«*-Schild genagelt war. Sein Büro also.

Keine Frage, Koks! Herr Lopez öffnete die Tisch-Schublade, in der er seine Vorräte samt Waage und einer mächtigen Knarre – gefühltes Kaliber: 45 – aufbewahrte. Dann schüttete er eine Handvoll Pulver auf die blanke hölzerne Tischplatte, als ob es Mehl wäre. Aber das Mehl war braun, und braun erinnert einen dann ja eher an Heroin, dem ich glücklicherweise nicht auch noch verfallen war und auch nicht vor hatte, das zu ändern. *»No quiero heroina!* Ich will kein Heroin!« Kollege Lopez lachte: »Das ist auch keines, *amigo! – Eso es patraciado.«*

Patraciado? Soweit mir bekannt, war das nicht wirklich eine Qualitätsbezeichnung, sondern bedeutete gestrecktes Koks, zum Beispiel mit Ziegelstaub oder feinem Glaspulver. Wagte er tatsächlich, mir einen gestreckten Scheiß anzubieten und den auch noch namentlich zu benennen? Sehr unwahrscheinlich.

Ich steckte meinen Finger in den braunen Haufen und schmierte mir das Zeugs ins Zahnfleisch. Es betäubte sofort den ganzen Mund bis zu meinen Rachen. Keine Frage, Koks! Aber es roch und schmeckte nicht danach. Zwar leicht bitter, aber ohne diesen strengen chemischen Beigeschmack, eher, als ob man einen Klumpen Erde gekaut hätte. Nach Mutter Natur irgendwie, das gefiel mir. Ich nickte anerkennend und kaufte fünf Grämmer für 20 Dollar. Mit einem breiten Grinsen und den Worten *»No tomes demasiado, es muy fuerte«* (»Nimm nicht zu viel, es ist sehr stark«) entließ mich Senor Lopez aus seinem Büro. Danke, alles klar, ich komme schon zurecht!

Blöde Köter. Mein Zimmer in diesem Etablissement spottete jeder Beschreibung. Heiß, eng und nach billigem Parfum, schnellem Sex und Crack stinkend. Nicht einmal ein Fenster hatte das Loch. Wie man da bumsen oder eine Pfeife rauchen kann, ist mir ein Rätsel. Da kann man gar nichts drin tun, außer durchzudrehen.

Ich legte mir, naiv, wie ich war, und trotz aller Warnungen, drei fette Linien, die ich mit viel Akribie in Form eines gleichseitigen Dreiecks auf dem abgehängten Badezimmerspiegel drapierte. Keine Ahnung, warum ein Dreieck. Intuitiv. Absolute Premiere.

Es folgten ein schlagartiger Schweißausbruch, Herzrasen und die Herausgabe meines ausschließlich aus Coca Cola bestehenden Mageninhalts. Ich muss raus hier! Mein Körper zitterte und bebte und ich spürte, dass ich mich am Rande einer Überdosis bewegte. Sofort raus, Gringo! Abkühlen! Ich schnappte meine Matratze vom Bett und stieg damit die schmale Treppe auf das Flachdach des Hotels hinauf.

Die Fallwinde von der Sierra Nevada machten es tatsächlich kühl und angenehm da oben. Kein Vergleich zur meuchelnden Sauna in meinem Zimmer.

So lag ich nun auf dem Rücken und schaute in den Himmel, über den der Sturm weiße Schäfchenwolken trieb. Zwischen den Wolken kamen immer wieder die Sterne zum Vorschein, und ich versuchte, anstatt Schäfchen zu zählen und trotz der Wolken und ziemlicher Aufhellung des Himmels durch die Lichter der Stadt, mir bekannte Sternbilder zu suchen oder wenigstens ein paar Sternschnuppen zu erhaschen.

Die Sternbilder, die mir damals geläufig waren und die man auf Äquatorhöhe bestens sehen kann (Orion, Hund, Zwillinge, Plejaden), konnte ich nicht finden – wahrscheinlich, weil sie zu dieser späten Stunde bereits untergegangen waren, und so bot mir der

Himmel einen recht unbekannten und für diese Region auch überraschend sternarmen Anblick.

Über dem Ganzen lagen die typischen Geräusche einer südamerikanischen mittelgroßen Kleinstadt: hupende Autos, knatternde Mopeds, laute Musik und vorlautes Hundegebell.

Ich zündete mir noch einen Spliff *Punto Rojo* an und legte mich wieder auf den Rücken. Plötzlich sah ich genau im Zenit, also senkrecht über mir, ein weißes Licht nach hinten fliegen, welches wie ein Pfeil aussah, und dem mein Kopf, wie von magischer Hand gezogen, roboterartig folgte. Ich war wie in Trance, aber bei klarem Verstand. Nun lenkte der Pfeil meinen Blick auf einen Stern, der pulsierte und mich hypnotisch anstarrte und begann, meinen Kopf und meine Augen – wie soll ich sagen? – zu justieren. Wie abgefahren! Ich hatte das Gefühl, dass ich da irgendetwas übte. Mein Kopf folgte willenlos den Bewegungen des Lichts, das mich, soviel war mir nun klar, irgendwie auf telepathische Art und Weise angezapft hatte.

Nun bemerkte ich, dass die unangenehmen Stadtgeräusche völlig verschwunden waren. Ich hörte nur noch das Rauschen des Sturmes und – allerdings überlaut – das Gebell der Hunde aus der Nachbarschaft. Aber die Köter kläfften nicht nur, sie sprachen miteinander und – mein Gott – ich konnte sie verstehen. Obwohl es kolumbianische Köter waren, unterhielten sie sich in Deutsch, aber nicht etwa über den letzten Knochen, den sie gefunden hatten oder darüber, welcher Arsch wieder Steine nach ihnen geworfen hatte, nein, sie sprachen über mich. Ich hatte sowas schon mit dem Gequake von Fröschen erlebt und lauschte daher gespannt ihren Worten, die allerdings wenig Tiefgang hatten: »Ist er da?« – »Da oben liegt er!« – »Völlig dicht!« – »Aus Deutschland!» Solche Dinge kläfften sie sich zu. Blöde Köter halt. Nun begann mein Gesicht, wie von einer Fernbedienung gesteuert, Grimassen zu schneiden. Keine Frage, ich war ein Roboter des Lichtes am Himmel. Pro Sekunde eine Grimasse, und die meisten waren solche, die ich in meinem Leben noch niemals geschnitten hatte. Hunderte! Wird da mein Gesicht eingescannt mit so viel verschiedenen Grimassen und Gesichtsausdrücken wie möglich? Werde ich kopiert?

Irgendwie nicht verwunderlich, dass man in einer solchen Situation an die Existenz außerirdischer Intelligenzen zu glauben beginnt. Gott sei Dank war ich in keiner Weise ängstlich oder gar paranoid, sondern überaus fasziniert und willig, mich weiter meinem unbekannten Gegenüber, diesem Licht, zu unterwerfen. Ich glaube, ich wäre auch nicht mehr in der Lage gewesen, mich dagegen zu wehren, denn längst war mein Körper völlig unter fremder Kontrolle. So ließ ich alles erwartungsfroh geschehen und versuchte, ein guter Proband zu sein.

Ein Intelligenztest. Okay. Schließlich war die Hardware installiert: Die Augen unter Kontrolle, die Akustik eingestellt, das Gesicht ließ sich wunschgemäß bewegen. Bluetooth war sozusagen aktiviert und der restliche Körper lag nur noch regungslos da.

Offenbar Zeit, die Software herunterzuladen. Das kläffende Publikum kommentierte das Ganze mit mehr oder weniger dummen Sprüchen, und plötzlich hörte ich eine Stimme, die nicht von den Hunden kam, sondern vom Rauschen des Windes und sich feierlich als mein »Lehrer« zu erkennen gab.

Dann folgte wohl sowas wie ein Intelligenztest, den ich allein dadurch bestand, dass ich ihn als solchen identifiziert habe.

»Du bist schlau, das ist gut!«, sagte der Wind, während mein Kopf sich wie wild umherbewegte und immer noch Grimassen schnitt. Meine Gedanken verschmolzen immer mehr mit denen meines »Lehrers«, aber auch das musste wohl erst richtig justiert werden. Er feuerte mich an: »Richtig! Gut!«, und ich war stolz, gelobt zu werden.

Schließlich wurde ich belohnt, indem mein Kopf endlich eine optimale Position fand. Man glaubt gar nicht, wie viele schlechte Kopfpositionen es im Liegen gibt. Eigentlich sind sie alle nicht optimal, außer einer einzigen, und die hatten wir nun wohl endlich gefunden. »Richtig!«, jubelte mein Lehrer und belohnte mich, indem sich nun ein Gefühl wunderbarer Schwerelosigkeit und völliger Schmerzunempfindlichkeit einstellte. So gut hatte sich mein Körper noch nie angefühlt. Hundert Prozent Entspannung. Ich fragte: »Softwareinstallation abgeschlossen?« Die Hunde und der Wind antworteten unisono: »Ja, du Schlaumeier!«

Und nun ging der »Bildschirm« an. Mein Stern, den ich seit Beginn des Kontaktes keine Sekunde mehr aus den Augen verloren hatte, teilte sich nun in drei Lichtpunkte, die sich am Himmel zu einem perfekten gleichseitigen Dreieck formierten, dessen Fläche noch dunkler war, als der ansonsten nun völlig sternenlosen Neumondhimmel. »Du interessierst dich für Astronomie, gell?«

Plötzlich erschienen auf dem »Bildschirm« diverse astronomische Objekte. Man zeigte mir in schneller Abfolge Galaxien, schwarze Löcher, Sternhaufen, Planeten und ich versuchte, so viel wie möglich zu erkennen. Weil ich mich schon seit meiner Kindheit mit Astronomie beschäftigt habe, war ich ziemlich gut und ich erkannte vieles, eigentlich fast alles von dem, was mir da gezeigt wurde. Stolz durchströmte wie süßer Honig meine Knochen. Endlich mal ein guter Schüler.

Nun wurden mir die drei Sterne, die das Dreieck in meinem Blickfeld bildeten, explizit. Ein roter Riese, ein weißer Zwerg und ein gelbe Sonne. Sterne unterschiedlicher Spektralklassen beziehungsweise Entwicklungsstufen also. Genauer konnte ich sie leider nicht identifizieren. Mein Lehrer war jedoch mit meiner Vermutung, dass es sich um besondere Sterne handle, die möglicherweise mit der Herkunft meiner Visionen zu tun hatten, zufrieden und beendete unsere astronomische Fragestunde. »Note eins!«, kläfften die Köter.

Ich war inzwischen völlig überzeugt davon, mit einer außerirdischen Intelligenz Kontakt aufgenommen zu haben und fühlte mich über alle Maßen privilegiert, ja geradezu auserwählt, als einer der wenigen Menschen überhaupt Derartiges erleben zu dürfen.

Einmal in Kontakt, immer in Kontakt. Nächstes Thema. Geschichte. Und zwar die meines Volkes, und genau das dunkelste Kapitel von allen. Ein Hakenkreuz erschien auf meinem Bildschirm im Himmel und dann ein Davidstern. Dann verschmolzen die beiden Zeichen zu einem Symbol.

Mich fröstelte plötzlich. Was soll das bedeuten? Swastika und Davidstern zusammen? Ist das nicht wie Feuer und Wasser? Ich hatte bis dato dieses Symbol noch nie gesehen und war entsprechend ratlos. Ich verstand null, was mir damit gesagt werden sollte, und bekam auch keine Antwort. Leider.

Ich musste das später natürlich recherchieren und fand heraus, dass dies das Symbol einer sektenartigen Gemeinschaft ist, die sich als »Raelisten« bezeichnet. Diese Gruppe sieht sich – ich zitiere Wikipedia – als eine »Bewegung für den Empfang der außerirdischen Schöpfer der Menschheit« und ist »dafür bekannt, dass sie das Klonen von Menschen ermöglichen will«.

Auf was bin ich da gestoßen? War das tatsächlich dieser außerirdische Schöpfer, mit dem ich da in Kontakt getreten war? Und dann dieses »Klonen«. War das nicht genau das, was ich am eigenen Körper gespürt hatte? Das, was ich als die Installation der Hard- beziehungsweise Software bezeichnet hatte? Wurde da eine Kopie, ein Klon also, erstellt? Hatten die Raelisten einst auch Patraciado geschnupft und den gleichen Trip wie ich erlebt?

Damals auf dem Flachdach in Valledupar hatte ich von Raelisten und außerirdischen Schöpfern auf jeden Fall noch keine Ahnung und mich bis dato mit Aliens und solchen Dingen nicht näher beschäftigt. Das änderte sich mit dieser Nacht auf dem Hoteldach jedoch nachhaltig und bei fast allen folgenden psychedelischen Erlebnissen meines Lebens sollte das Thema »Außerirdische« von nun an eine zentrale Rolle spielen. Denn einmal in Kontakt, immer in Kontakt.

Auf einmal wurde ich furchtbar müde, und wie zum Abschied formte sich eine Wolke im Dreieck in den Schriftzug »VELA 10«. Dann verformte sich die Wolke zu einem dieser langen, dünnen Wesen mit dem typischen birnenförmigen Alienkopf und riesigen mandelförmigen Augen. Es lachte freundlich und hob seinen linken Arm mit vier Fingern zum Gruß.

Dann war es verschwunden, der Himmel sah aus wie immer, und meine vierbeinigen Freunde mit wedelnden Schwänzen kümmerten sich wieder um ihre eigenen Angelegenheiten, sprich: Ich konnte sie nicht mehr verstehen. Auch der Wind heulte nur noch, anstatt mit mir zu sprechen.

Schließlich kehrte die Gravitation zurück und beendete das wunderbare Gefühl der Schwerelosigkeit.

Ich drehte mich zur Seite und versank augenblicklich in wunderbaren Tiefschlaf.

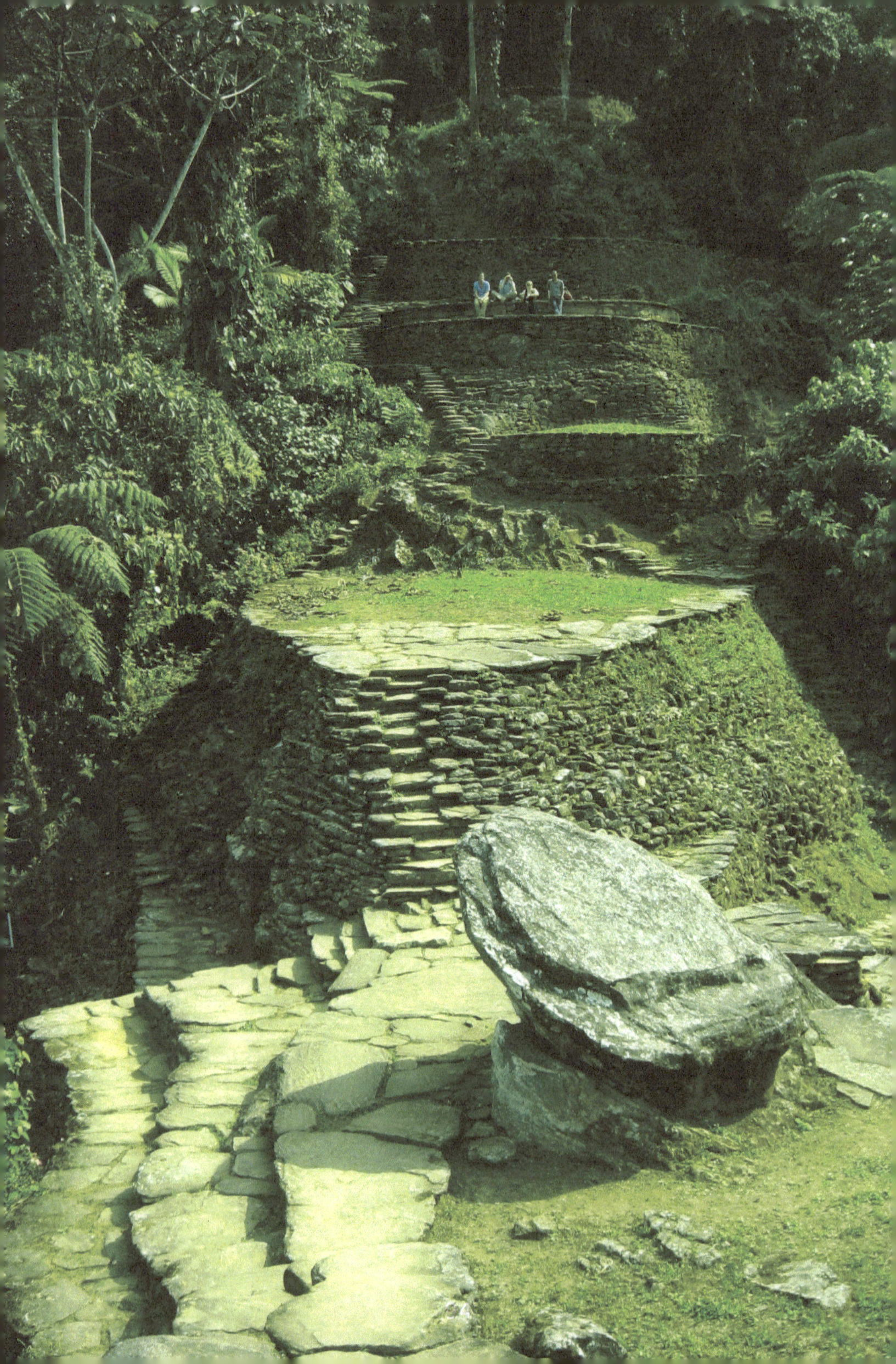

Die verlorene Stadt
Sierra Nevada de Santa Marta (Kolumbien)

Am Anfang war das Meer. Alles war dunkel. Es gab keine Sonne, keine Menschen, keine Tiere und keine Pflanzen. Es gab nur das Meer. Das Meer war die Mutter. Sie war Aluna, *der Geist, der kommt und geht, sie war die Erinnerung und der Verstand. Die Mutter hieß Se-ne-nuláng. Doch sie existierte nur in* Aluna, *in den tiefsten Tiefen des Geistes und des Verstands. Aus* Aluna *entstand auch Katakéne-ne-nuláng, der Vater. Die Beiden zeugten einen Sohn, Búnkua-sé. Doch sie waren weder Menschen noch eine Sache noch nichts. Sie waren* Aluna, *Geist und Verstand. Nachdem die Eltern der Welt geboren waren, begannen sie, die Welten zu schaffen. Die Mutter trank die Hälfte des Meeres und sie baute Boote, um durch das Wasser zu navigieren. Es formten sich Berge und das Land und das Wasser ging weiter zurück. Als die Eltern des Universums ihr Haus im Himmel errichtet hatten, vereinigten sie sich, tanzten, sangen und beschlossen, die Erde zu schaffen.*

Aus der Schöpfungsgeschichte der Kogi

La Loca, die Wahnsinnige, erhob sich nach einer tagelangen, beinahe unerträglichen Flaute, urplötzlich von der Karibik und verwandelte das soeben noch im sommerlichen Samstagabend-Flair dahinschwelgende Santa Marta in ein Inferno aus aufgewirbeltem Sand und aufgeschreckten Passanten. Ich saß auf den Eingangsstufen des Miramar, wartete auf Eliecér und betrachtete den ungleichen Kampf zwischen Mensch und Urgewalt am Beispiel des Betreibers eines Hot-Dog-Pizza-Dosenbier-Zigaretten-Bicarbonat-Straßenstands, der verzweifelt seinem Hab und Gut hinterherrannte. Eliecér wollte um 21 Uhr erscheinen, um die letzten Details unseres geplanten Trecks in die Ciudad Perdida zu besprechen. »*Nueve en la tarde. Mas o menos.*« Früher oder später. Ich hatte mir längst abgewöhnt, teutonische Vorstellungen von Pünktlichkeit auf südamerikanische Verhältnisse übertragen zu wollen, und war deswegen um so überraschter, als mein schnauzbärtiger Dschungelführer plötzlich alle Vorurteile Lügen strafend vor mir stand. »*Nueve en punto,* Punkt neun«, strahlte mich der Mitdreißiger an und klopfte zufrieden auf die schwarze Taucheruhr, die er im Dschungel zwar nicht unbedingt benötigte, die aber am Handgelenk sehr professionell aussah.

Im Grunde gab es nicht mehr viel zu besprechen. Mein Gepäck wartete aufbruchbereit im *Veinte-Uno* auf den folgenden Morgen. Nach fast zwei Wochen Zeit zur Akklimatisation und Tour-Vorbereitung in den Bars von Santa Marta, wollte ich an diesem Abend den Menschen, dem ich schließlich eine Woche lang in der Sierra Nevada ausgeliefert sein würde, noch etwas näher kennenlernen. Und dass das am besten beim Saufen geht, wussten schon die alten Römer. Dass es allerdings eine schlechte Idee ist, es im Rahmen toxikologischer Selbstversuche 14 Tage vor einer Dschungeltour nonstop zu betreiben, davon wollte ich nichts wissen. Zu groß war die Versuchung, zu süß das Leben, zu fesselnd der Wahnsinn.

Die Sonne stand schon viel zu hoch am stahlblauen Himmel, als unser Miet-Jeep hinter der Hacienda de San Pedro Alejandrino, dem Sterbeort des südamerikanischen Volkshelden Simon Bolivar, auf die **Troncal Caribe,** die Nationalstraße Richtung Rio Hacha, einbog. Oh Gott, war mir schlecht. Nachdem Eliecer pünktlich um elf den gestrigen Abend beendet hatte, hatte ich locker bis 6 Uhr früh durchgehalten, um mich dann vernünftigerweise zu zwei Stunden Erholungsschlaf niederzulegen. Jetzt war es etwa zehn Uhr und ich hatte tatsächlich den Weg aus der ungesunden Liederlichkeit Santa Martas gefunden. Für die kommende Woche zumindest.

Der Sturm der Nacht war wie weggeblasen, und die Hitze tanzte fatamorganisierend auf dem Asphalt. Das hügelige Land, welches Santa Marta im Nordwesten der Sierra Nevada sanft einbettet, lud braun und ausgetrocknet zu keinerlei Aktivitäten ein und zog leblos und abweisend an uns vorbei. Doch schon nach wenigen Minuten änderte sich zur allgemeinen Erleichterung das Landschaftsbild grundlegend. Wir hatten mit dem Tayrona-Nationalpark die den feuchten Karibikwinden zugewandte Regenseite des bis auf über 5800 Meter ansteigenden Küstengebirges, dem mächtigsten seiner Art auf unserem Planeten, erreicht. Rast in **El Zaino,** der aus ein paar *tiendas* bestehenden Ansiedlung am Eingang des Nationalparks. Lulo-Saft, Marmorkuchen und ein paranoid-eiliger Rauch hinter der aus Wellblech und dünnen Latten waghalsig zusammengeschusterten Kneipe am Straßenrand.

Das Dröhnen vorbeirauschender 48-Tonnen-Sattelzüge wechselte sich in schöner Regelmäßigkeit mit dem Getrampel wackeliger Eselsgespanne ab und verwandelte El Zaino mal in ein verschlafenes Tropenkaff mit Hobbyfotografen-Idylle, mal in das, was es im Grunde ist: Eine langweilige Tropenraststätte für ausgelaugte Brummi-Piloten, die sich hier die letzte Nase vor Santa Marta geben und eine halbe Flasche Schnaps trinken, und kaum fitter aussehende Traveller auf Robinson-Trip, die es vorzugsweise nach **Arrecifes** zieht, dem überaus eindrucksvollen und schon nach einer dreiviertel Stunde Dschungelmarsch erreichbaren Strand, um das Gleiche zu tun.

Arrecifes. Eigentlich ein Traumort für jeden Erholungsbedürftigen. Wären da nicht diese Kleinigkeiten aus der Rubrik »Lustigstes Urlaubserlebnis«, wie den am Strand beheimateten Grautieren, die in ihrer Gefräßigkeit auch nicht vor Reisepässen und Hängematten zurückschrecken, oder der vierten Generation rührend-kitschiger »Blowing In The Wind« und »Rising Sun«-Interpreten und -Interpretinnen. Jene Songs, die jeder, der irgendwann mal versucht, einer Gitarre Musik zu entlocken, anzustimmen wagt. Nach 30 Jahren Strandromantik, Lagerfeuer und temporären Love-and-Peace-Rückfällen immer noch dieser A-Moll-Südstaaten-Puff und das in den Gipfelregionen der Unerträglichkeit anzusiedelnde »Blo-ow-ow-ow-blowing-in the-wind!« in C, welches so ja nur die Hollies sangen. Nichts für ungut, liebe Lagerfeuermusikanten, bitte nicht böse sein, lieber Beachboy-Background-Chor, aber genug ist irgendwann genug mit diesen beiden Songs.

Gedankenversunken schmunzelte der Zyniker am Straßenrand und starrte auf die von tiefen Furchen und Schlaglöchern gezeichnete Hauptverkehrsader nach Venezuela und fühlte sich zum ersten Mal seit 14 Tagen wieder gut. Ich schwelgte in der Erinnerung und ließ (aus guten Gründen, wie an anderer Stelle zu lesen ist) kein gutes Haar an Arrecifes. Letztes Jahr Weihnachten, der Bulle, oh Gott ... Weihnachten? Vor ziemlich genau einem Jahr musste das gewesen sein, als ich hier schon einmal saß. Mein innerer Terminkalender, der sich normalerweise schon mit dem Vermeiden allergröbster terminlicher Aussetzer zufriedengab, raste wie die Geldzählmaschine der Banco Industrial de Colombia und kam so sicher, wie hundert Tausender 100 000 Pesos ergeben, zum Schluss, dass es heute tatsächlich exakt ein Jahr her war, als ich zum ersten Mal in El Zaino war.

»He, Eliecér, welches Datum haben wir heute?« Der bestätigte: »Heiligabend«. Bingo! Mal wieder einer dieser Zufälle, der keiner war. Eine Synchronizität vielleicht? Auch für Eliecér, der sich sicherlich nicht mit solchen Begriffen und Problemen herumplagte, bestanden keinerlei Zweifel, dass dieser Zufall keiner sein konnte und nur größtes Glück zur Folge haben könne. Zumindest, was unsere bevorstehende Tour betraf. *»Un presagio, hombre!«*, sagte er mit pathetischem Tonfall. Ein Omen. Eliecér schien die Duplizität der Ereignisse insgesamt mehr zu bewegen als den Betroffenen selbst, und er versuchte, Demetrio, unseren Mürrkopf am Steuer, in die Analyse des Gringo-Schicksals mit einzubeziehen. Doch dem war das scheißegal. Er brüllte *»Vamos«*, zupfte an seiner Spiegelbrille und traf die letzten Startvorbereitungen, indem er mit einem Bambusstab den Treibstoffvorrat im Tank abschätzte. Sein aus Vietnam importierter Ami-Jeep war eines dieser nicht totzubringenden Fahrzeuge, von denen es in Südamerika zwangsläufig nur so wimmelt. Vier Räder, Lenkrad, so Gott will funktionierende Bremsen und ein hoffentlich williger Motor. Er war es und meldete sich mit einer krachenden Fehlzündung und dem Ausstoß einer schwarzen Rußwolke aus verbranntem Öl zum Dienst zurück. Eine gewisse Sentimentalität beschlich mich, als wir El Zaino genauso verließen, wie wir es betreten hatten: unspektakulär.

Ich war gerade eingedöst, als mich eine Vollbremsung zurückholte. Demetrio zeigte seine erste Gefühlsregung des Tages.

»Puta pollos! – Scheiß-Hühner!«, schrie er, »ich will euch im Kochtopf und nicht unter meinen Reifen!«

Dann startete er den Kübelwagen aufs Neue. Die obligatorische knallende Fehlzündung, die jeden Vietkong im Umkreis von hundert Meilen von seiner Opiumpfeife aufgeschreckt hätte, machte der Hühnerfamilie, dem Grund unseres Zwischenstopps, Beine. Sie wackelte gackernd davon und tauchte ein im schwarzen Rauch unseres Fahrzeugs, der in etwa dem monatlichen Rußausstoß eines osteuropäischen Kohlekraftwerks entsprach. Der Urwald wird's schon verdauen. Irgendwann, irgendwie ...

Wir hatten den Tayrona-Park hinter uns gelassen und durchquerten eine scheußliche, endlose Bananenplantage. Eliecér schüttelte den Kopf und schimpfte: »Was für eine Schande. Das war alles mal Urwald hier.« Er musste es wissen, denn er war in dieser Gegend aufgewachsen. Betretenes Schweigen unter den Expeditionsteilnehmern, Kopfschütteln vom Fahrer und eine donnernde Fehlzündung mit Rußausstoß des Jeeps, der wie ein bejahender Furz klang. Konnte das alte Faltengesicht Demetrio die Fehlzündungen seines Jeeps womöglich steuern? Ich hätte ihn fragen sollen.

Endlich Guachaca, endlich hinein in die Sierra Nevada. Die sanft geschwungenen Schlaglöcher der Troncal des Caribe verblassten in jenem Augenblick zu einem Relikt aus einer anderen Welt, als das Faltengesicht endlich Allrad und Differential einschalten durfte. Jetzt waren er und sein altes Mädel in ihrem Element: Demetrio nahm die Sonnenbrille ab. Endlich durften sie zeigen, was sie draufhatten. Achstiefe, mit Wasser und Schlamm aufgefüllte Fahrrinnen schienen, dicht gefolgt von plötzlich auftauchendem Wildwasser, Demetrios bevorzugtes Terrain zu sein. »Es hat viel geregnet in letzter Zeit«, jubelte er euphorisch und steuerte routiniert das nächste Schlammloch an. Der Morast spritzte nach allen Seiten weg, Demetrio freute sich wie ein kleines Kind.

»Fehlt eigentlich nur noch Eselskacke«, versuchte ich meine sitzmuskelgestressten Gefährten zu erheitern. Niemand verstand meine Anspielung auf den Weg nach Arrecifes. Ich ersparte mir umständliche Erklärungsversuche in fremden Sprachen und widmete mich wieder dem vorbeiziehenden Dschungel, beziehungsweise dem lustigen Auf und Ab unter dem T-Shirt der praktischerweise im Blickfeld sitzenden süßen Heidi, die sich uns zu meiner größten Freude kurz vor der Abfahrt noch angeschlossen hatte und in die ich mich heftigst verliebte. Sie unterhielt sich so angeregt auf flämisch mit Hyse und Anna, dem holländischen Pärchen, dass meine voyeuristischen Anwandlungen unerkannt geblieben sein dürften. Nicolas, der französische Philosophie-Lehrer zu meiner Rechten, grinste sich eins und schwieg gelassen seinem beziehungsweise unserem Schicksal entgegen.

Nach einer halben Stunde passierten wir eine Geisterstadt, die **El Mamey** heißt und auf keiner Karte der Welt verzeichnet ist. Eine Kettenraupe, die wohl der Pistenpflege dienen sollte, rostete kurz dahinter am Waldrand friedlich vor sich hin, von Wurzelwerk und Schlingern angebunden und bald schon vom Urwald gefressen. Welche Symbolik. *Puta!* Demetrio stieg voll in die Bremsen. Der tägliche LKW von und nach Santa Marta hatte sich in ein Schlammloch hineingefressen und quergestellt. Der Fahrer, ein untersetzter Mann mit Schnauzbart, roter Nase und üppiger Wampe, bewunderte wadentief im Schlamm stehend das Malheur und fluchte wie ein Rohrspatz: »*Maldita mierda!* Verdammte Scheiße!« Die zwanzig Passagiere standen auf dem Trockenen am Straßenrand und laberten. (»Piep-Piep-Piep. Radio Magdalena Verkehrsservice. Auf der Bundesstraße von Guachaca nach Machete Pelao kommt es in Höhe von El Mamey aufgrund Bergungsarbeiten zu einer Vollsperrung und einem Stau von einer Jeeplänge. Die Schaulustigen beratschlagen das weitere Vorgehen. Wir melden, wenn die Gefahr vorüber ist. Piep-pieppiep.«)

Alle kamen zuletzt zum selben Ergebnis: Schieben. Wie jeden Tag an jener Stelle, wenn es nachts geregnet hatte – ein ohnehin nicht gerade seltenes Ereignis in einem der niederschlagsreichsten Gebiete der Erde. *La union hace la fuerza*, gemeinsam sind wir stark. Der genossenschaftliche Motivationsslogan kolumbianischer Kaffeebauern manifestierte sich hier kurz hinter El Mamey in einer schlammtriefenden Orgie schwitzender Körper und verzerrter Stimmen der am Laster in alle Richtungen schiebenden Männer und ihrer Frauen, die sie am Pistenrand enthusiastisch anfeuerten. Doch trotz beträchtlicher Koordinationsschwierigkeiten der um das archaische Fahrzeug verteilten Helferhände gelang es auch diesmal, die Karre aus dem Dreck zu wippen. Unser mittlerweile ebenfalls bis auf den nicht vorhandenen Unterbodenschutz versunkener Jeep war anschließend ein Kinderspiel.

Suerte, amigos! Allgemeine Beglückwünschung nach getaner Arbeit, ein paar freundliche Abschiedsgrüße und hochgestreckte Daumen, die bereits sehnlichst erwartete Fehlzündung unseres Jeeps, und das Leben ging seinen gewohnten Lauf. Für die Passagiere des Lasters nach Santa Marta zumindest.

Machete Pelao quälte sich in der Mittagssonne der Abendbrise und dem folgenden Donnerwetter entgegen. Die wenigen an der sandigen Straße gelegenen Häuser ließen selbst bei großzügiger Hochrechnung auf eine Gesamtpopulation von kaum mehr als 100 Menschen schließen – ausgestattet mit dem Allernötigsten. Ein Bier und Zigaretten verkaufender Dorfladen, eine Bier und Zigaretten verkaufende Kneipe mit Billardtisch und ein übergroßer, auf einen eher unwahrscheinlichen Baby-Boom spekulierender Kinderspielplatz. Dazu eine Außenstelle der Römisch-Katholischen Kirche, die weder Bier noch Zigaretten verkaufte, aber wie der alberne Spielplatz und ziemlich deplaziert und menschenleer ihr Dasein in diesem tristen Dschungelkaff fristete.

Doch das war nicht immer so. Machete Pelao und die (hinter uns liegende) Piste dahin wurden in den siebziger Jahren, als Kolumbien erstmals als Drogenanbauland international in Erscheinung trat, aus dem Urwald gestampft. Ihre Existenz hatte einen einzigen Sinn: Das damals in der Sierra angebaute Marihuana umzuschlagen und den bedürftigen Gringos in den USA zuzuführen. »*La colonizacion de la marimba*«, wie Eliecér nicht unkritisch anmerkte, als er uns die Geschichte des Gras-Geschäfts in der Sierra

Nevada bei einer Cola im Schatten eines knorrigen Baboso-Baums erzählte. Während 1972 für ein Kilo Kaffee aus der Sierra Nevada kaum mehr als 1 Dollar an die Kaffeebauern bezahlt wurde, lag der Gewinn für ein Pfund Gras zwischen 100 und 300 Dollar. Die Verdienstmöglichkeiten dieses problemlos kultivierbaren und hier auf optimale Bedingungen stoßenden Krauts sprachen sich nicht nur rasch unter den ansässigen Bauern herum; sie lockten vor allem viele Auswärtige an, die riesige Areale kauften, um *la hierba* anzubauen.

Zwischen 1970 und 1980 verdreifachte sich die Bevölkerung der Sierrra Nevada, und der Einschlag in den Urwald nahm gigantische Ausmaße an. Die Marihuana-Barone waren die neuen Kolonialherren und verdienten sich in der *tierra caliente* der Sierra Nevada eine goldene Nase. Es herrschte eine Atmosphäre von zu schnellem Reichtum und Umweltzerstörung. Rund 100 000 Hektar, sprich 70 Prozent des Urwalds, fielen in diesen Tagen den Motorsägen der *marimberos* zum Opfer. Die ansässigen Indios wurden wie in den übelsten Zeiten der Conquista verfolgt und missachtet, und wie bereits vor 500 Jahren mussten sie sich tief in die Berge zurückziehen. Der Holzschlag hatte nachhaltige Auswirkungen auf den Wasserhaushalt des Ökosystems und führte zu enormen Problemen bei der Versorgung der Menschen. Bewässerte Reisfelder trockneten aus, Hochwasser zerstörte Brücken und Ansiedlungen.

Das florierende illegale Marihuana-Geschäft führte weiterhin zu einer Konzentration von Kapital und Landbesitz, einhergehend mit allgemeiner Korruption, Gesetzlosigkeit und einer immer bedrohlicher werdenden Gewaltbereitschaft. Dass es im großen Geschäft nicht zimperlich zugegangen war, belegte schon der Name des Ortes, den uns Eliecér mit einem Stock in der Rechten und imposanten Gesten demonstrierte: *Machete Pelao,* die kämpfende Machete. Das Ende des Cannabis-Booms kam jäh und rücksichtslos. Anfang der achtziger Jahre wurden von kolumbianischen Polizei- und Armee-Einheiten mit freundlicher US-Unterstützung großflächige Entlaubungs-Aktionen in der Sierra Nevada de Santa Marta durchgeführt, bei denen die bewährten Vietnam-Gifte allerdings nicht nur die illegalen Hanfkulturen vernichteten, sondern alles, womit sie in Kontakt kamen: Nahrungsmittel-Kultivationen, die Erde, das Wasser, Mensch und Tier.

Wir hatten unser Gepäck geschultert und verließen ohne einen Blick zurück das sandig-staubige Stück bewegte Geschichte, ohne zu ahnen, dass uns, die wir da bester Dinge an einem frischen Quell entlang in das grüne Universum eintauchten, eine durchaus bewegte unmittelbare Zukunft bevorstand. Barba-de-gallo-colorado-Bäume mit ihren prächtigen roten Blüten ließen die Luft nach August duften, Tangarana- und Imbana-Büsche säumten satt und schattenspendend übermannshoch das Ufer des kleinen Dschungelflusses. Eine beinahe kindliche Lebensfreude durchströmte uns. Wir plantschten, spritzten uns gegenseitig nass, trödelten und ignorierten fahrlässig die noch bevorstehenden 500 Höhenmeter und vier Stunden Wanderung. Eliecér mahnte inmitten unseres Kinderglücks zur Eile und selbst unser Proviant-Muli schien zu wissen, was wir nicht wissen wollten: Es wurde Abend.

»*Arriba, amigos*«, rief Eliecér und verschwand im Dickicht des Talrandes. Wir folgten unauffällig. Während die gegenüberliegende Talseite im Schatten der schnell sinkenden Sonne lag, erwischten wir auf der Westseite die volle Ladung Spätnachmittagsglut, die den Busch in eine stickig-schweißtreibende Hölle verwandelte, die gnadenlos die Spreu vom Weizen unserer Gruppe trennte. Nach kaum einer Stunde Anstieg hatte ich die Grenze meiner

Belastbarkeit erreicht und rettete mich in eine Quelle, die irgendwo zwischen den Luftwurzeln eines Cururi-Baumes und dem Farnmeer am Wegesrand sprudelte. Ich keuchte, schnaubte, kämpfte mit dem Kotzen, fluchte und beschwor alle mir geläufigen Götter.

»Geht's noch?« Eliecér legte sein Gesicht besorgt in Falten und fütterte mich mit Schokolade. »*Maldita rumba*«, sagte er wissend, aber ohne einen Hauch von Vorwurf. Ich wusste, dass er wusste, dass ich wusste, dass er Recht gehabt hatte. Ich versuchte zu lächeln und raffte mich, auf die Erfrischung des sich ankündigenden Regens spekulierend, wieder auf – und sank wieder auf die Knie. Ich war fertig, am Ende, mausetot. Die Sierra Nevada zahlte mir in wenigen Stunden heim, was ich mir in wochenlanger Kleinarbeit angetan hatte. Ich begann, mich selbst zu beschimpfen, während sich Eliecér nur noch in meiner Nähe aufhielt und mich mit Fürsorge überhäufte, der sich mein Stolz proportional zu den schwindenden Kräften schließlich nicht mehr zu widersetzen vermochte und auf dem Rücken des Maultieres endete.

Rasend schnell verabschiedete sich nun unser Zentralgestirn. Sturm kam auf und heulte der verspäteten Karawane durch die Sinne. Die Nebelschwaden verdichteten sich zu fetten Regentropfen. »*Listo, amigos*«, rief Eliecér und sprach beschwörend auf den schnaubenden vierbeinigen Krankentransporter und Gepäckträger ein. Wenigstens hatten wir die höchste Stelle, den Talrand, erreicht. Es war Nacht. Und es war Wasser.

Ich dachte an die Schöpfungsgeschichte der Kogi und beschloss, lieber auf dem Rücken des treuen Mulis weiter zu frieren, als auf dem matschigen Abstieg auf die Fresse zu fliegen (wichtiger Bestandteil meines 14-tägigen Trainingslagers in Santa Marta war es, so belanglose Ausrüstungsgegenstände wie Taschenlampen irgendwo liegenzulassen und die Neuanschaffung eines echten

Dschungel-Freaks als unwürdig zu betrachten, sprich: es zu vergessen). Kämpfende Machete ... Ich begann zu verstehen. Der Dschungel und die Berge rückten die eigentlichen Größenverhältnisse zurecht.

Beinahe ehrfürchtig ertrugen wir die Strapazen, als endlich aufgeregtes Hundegekläffe und Kinderstimmen von der nahenden Oase kündeten. Eine gute halbe Stunde, bevor aus dem alles umfassenden stockdunklen Reich des Wassers zwei Öllampen den optischen Beweis unserer Rettung lieferten, die **Finca Alfredo.** Das bescheidene Zuhause des Bergbauern Alfredo, seiner Frau Mariella und einer im fahlen Licht unüberschaubaren Anzahl von Kindern und Haustieren. Unsere Gastgeber hatten sich Sorgen gemacht, weil der Sturm ungewöhnlich stark war. Die Senora legte Holz auf und umsorgte die klatschnassen Häufchen Gringostolz, die sich bibbernd um die Feuerstelle in der Küche scharte, während der Wolkenbruch sich prasselnd auf dem Wellblech unserer Rettung austobte.

Schlafen in der Hängematte ist nicht jedermanns Sache. In Südamerika ist es eine Selbstverständlichkeit, ja eine Philosophie: Allerdings reagiert der europäische Körper oft recht unwirsch auf dieses ungewohnte Schlafgemach. Eliecér wusste natürlich um die speziellen Probleme seiner Teilnehmer. »Warum haben die Leute hier keine Rückenschmerzen, wenn sie aus der Hängematte kommen?«, fragte er in die mit dieser Problemstellung offensichtlich bestens vertraute und gespannt lauschende Runde.

»Weil sie noch besoffen sind«, hustete ich – endlich wieder inspiriert – hinterm Ofen hervor. Eliecér sortierte mein Spanisch-Gestammel, dann explodierte er vor Lachen. »Richtig, und weil sie selbst betrunken richtig drin liegen. Nicht längs, da ist die Wirbelsäule gekrümmt; nicht quer, da baumeln die Füße über dem Boden.

Die goldene Hängematten-Schlafstellung ist diagonal.« Wer falsch liegt, den bestraft das Leben. Wir schliefen, wie wir gespeist hatten. Himmlisch.

Im Unterschied zum Vortag starteten wir früh, ausgeruht und von einem den Umständen entsprechend opulenten Frühstück gestärkt. Alfredos Kinder begleiteten uns bis zum nächsten Bach, wo der zweite (und vorletzten Anstieg) auf unserem Weg zur Ciudad Perdida begann. *Vamos!* Mir ging es fantastisch. Ein Wunder, was bereits eine Nacht ohne Exzess ausmacht. Eliecér brachte uns den zweiten Teil des Tropen-ABC bei: richtig wandern. Wieder so eine Sache, die ich gestern intuitiv falsch gemacht hatte. Anstatt langsam und bedächtig den Berg hoch und zügig auf der Ebene zu gehen, wollte ich so schnell wie möglich hinauf (um die Qual schnell hinter mir zu haben), so dass ich ohne Maultier wohl nicht angekommen wäre. Guter Tipp.

Die Sonne war noch nicht über die höchsten Berge gestiegen, da hatten wir mit einer auf keiner Karte eingezeichneten Arsario-Siedlung bereits den höchsten Punkt des Tages erreicht. Kurze Rast bei der freundlichen Familie; mit zuckersüßen Bocadillo-Bananen und würzigem Quellwasser. Kaum zwei Stunden später lag die nächste menschliche Ansiedlung vor uns. Ein Kogi-Dorf am fruchtbaren Ufer des Rio Buritaca. Kinder mit langen schwarzen Mähnen tollten mit einer bunten Ansammlung aus Hunden, Schweinen und Hühnern um die drei aus Lehm und Stroh gefertigten Rundhütten. Ein paar Frauen pflegten die dorfbedarfsdeckende Coca-Anpflanzung, beäugten neugierig und wenig wohlwollend, was da vorbeigeschlichen kam.

Die **Kogi** leben im Norden der Sierra Nevada in der *tierra templada* auf einer Höhe bis zu 2000 Metern, meistens entlang den zahlreichen in die Karibik ziehenden Flüssen. Ihre Wirtschaft basiert auf Selbstversorgung, sprich Landwirtschaft und Viehzucht. Der Gebrauch der **Coca-Pflanze** spielt, wie bei allen in der Sierra Nevada ansässigen Indio-Völkern, eine wichtige kulturelle Rolle. (Nebst den Kogi leben Arsarios, auch Sankás oder Malayos genannt, sowie Arhuacos alias Ikas in der Sierra Nevada.) Aus diesem Grunde ist ihnen per Gesetz der Anbau des Coca-Strauchs zu Eigenbedarfszwecken erlaubt. Man sieht hier keinen Indio, der nicht Coca kaut. Zur Mindestausstattung eines jeden Kogi gehört ein kleines aus einem Kürbis angefertigten Gefäß, der *poporo,* in dem der Kalk aufbewahrt wird, der zum Kauen der Coca-Blätter benötigt wird. Diese werden getrocknet in den *mochillas* genannten, bunt bestickten Umhängetäschchen aufbewahrt.

Für die Kogi hat die Coca-Pflanze eine »sakral-asketische« Bedeutung, wie ich in einem schlauen Buch lesen durfte. Sie gilt als Symbol der Enthaltsamkeit von körperlichen Genüssen und führt bei gleichzeitiger Nahrungsverweigerung zur kultischen Inkarnation. Während einer religiösen Zeremonie versammeln sich die jungen Männer des Stammes zu rituellen Tänzen, bei denen ein Vortänzer immer wieder mit einer Rute in ein mit Coca-Blättern vollgestopftes Kürbisgefäß hineinstößt. Dies soll den Akt der Defloration darstellen und die heilige Coca-Pflanze als Symbol der sexuellen Enthaltsamkeit darstellen. So dürfen Männer erst mit der Geschlechtsreife die Pflanze kauen. Frauen ist der Coca-Genuss gänzlich untersagt. Sie dürfen dafür die Pflanzen pflegen.

Eine Konsumeinheit Coca-Blätter, die *acullio,* entspricht etwa einer Handvoll Blätter, die mit dem erwähnten Kalk (aus Asche oder von bestimmten Schneckenhäusern gewonnen) gekaut und im Mund zu einer Kugel geformt wird, die dann als dicke Backe darin verweilt, bis nur noch das Blattgerippe übrig ist, welches schließlich ausgespuckt wird. Das dauert rund zwei Stunden. In vielen

Teilen Südamerikas gilt daher die *acullio* als Maßeinheit für eine Wegstrecke. Die Blätter der zur Gattung *Erythroxylum* gehörende Pflanze vermindern Appetit und Durst, verscheuchen die Müdigkeit und erleichtern die Sauerstoffaufnahme in großen Höhen.

Die chemische Zusammensetzung der Coca-Pflanze ist – man höre und staune – bis heute nicht exakt analysiert worden. Unter den verschiedenen Alkaloiden dominiert mit bis zu zwei Prozent des Trockengewichts das Kokain. Um die Aufnahme dieses Zehntelgramm Kokains, die ein durchschnittlicher Bissen enthält, zu erleichtern, dient der Kalkzusatz, so glaubte man zumindest lange Zeit. Neuere Untersuchungen bestreiten genau diese Annahme und behaupten, dass das alkalische Milieu die Kokainaufnahme hemmt, weil es mit dem Alkaloid in eine wasserunlösliche, also durch die Mundschleimhäute kaum aufnehmbare Form reagiert. Zudem werde das Kokain von den Magensäften in das viel unwirksamere Ekgonin[2] umgewandelt, bevor es überhaupt den Blutkreislauf gelangen kann.

Obwohl er mit Sicherheit noch nie in toxikologischer Fachliteratur geschmökert hatte, schien dies Eliecér wohlbekannt zu sein, als er mir das Säckchen mit den Blättern schenkte. »Du brauchst keinen Kalk. *Buen provecho!* – Mahlzeit!« Er verzog das Gesicht, wie jemand, der gerade einen Peyotl-Sud getrunken hat, dann verabschiedete er sich mit Handschlag von den zwei Kogi-Männern, mit denen er sich unterhielt, während sie uns ignorierten. Die Kogi sehen sich als direkte Nachkommen und einzig legitime Bewohner der von den spanischen Conquistadores im 16. Jahrhundert vertriebenen Tayronas, der früheren Hochkultur in der Sierra Nevada de Santa Marta. Dies erklärt sicherlich den Stolz, den die Indios an den Tag legen und den wir als Besucher selbstverständlich respektierten.

---

2 Kokain selbst ist Benzoylecgoninmethylester.

Ich war irgendwie froh, als wir endlich außer Sichtweite waren. Die zwei folgenden Kilometer am wild verwachsenen Buritaca-Ufer leicht aufwärts waren ein Kinderspiel und just zur Mittagsessenszeit hatten wir das nächste Schlaflager, das Camp von **Senor Simako,** erreicht. Die Sonne schien noch lange genug, um die klamme, mufflige Ausrüstung zu trocknen und jeder nutzte den Nachmittag auf seine Weise. Simakos Camp war der perfekte Platz, die Beine baumeln zu lassen, abzuhängen, Tagebuch schreiben, Blasen verarzten, und endlich das von Senor Alfredo angebotene *hierba buena* anzutesten.

Senor Simako hatte sein Camp hier am Buritaca vor ein paar Jahren mit staatlicher Erlaubnis und Unterstützung gebaut und lebt seither hier. Der Ort seiner Dschungel-Herberge liegt verkehrstechnisch günstig am einzigen Pfad zur Ciudad Perdida und den weiteren Tiefen der Sierra Nevada. Simako hatte zwei geräumige überdachte Hängematten-Lager für Wanderer und ein kleines Holzhäuschen für sich selbst errichtet– gewissermaßen das Basecamp zur Verlorenen Stadt, welches der betagte Mann mit viel Humor verwaltete. Er war weit über sechzig, hatte aber die Energie eines Vierzigjährigen. Die leibhaftige Kraft der zwei Herzen.

Simako floh während der *violencia,* dem zwischen 1948 und 1958 tobenden, aber bis heute nie wirklich beendeten Bürgerkrieg, von Bucaramanga in die Sierra Nevada, nachdem seine ganze Familie den Gewalttätigkeiten zum Opfer gefallen war. Er suchte die Einsamkeit, die er nirgendwo besser als in der Sierra Nevada finden konnte. Besucher gibt es wenig in diesen Zeiten, in denen Kolumbien von Touristen gemieden wird. Und solche, die zwei Flaschen Medellín-Rum zum Weihnachtsfest mitbringen, schon gleich gar nicht. Es war ja Weihnachten, das hatte ich total vergessen. Und da war ja diese Heidi, dieses himmlische Wesen.

Wir standen frisch verliebt mit der Sonne auf und folgten dem Rio Buritaca Richtung Süden. Das bis zum Camp von Simako eher breit ausladende Tal wurde zusehends enger. Riesenfarne, Jobo- und Blanquesino-Bäume, wilde Bananenhaine begleiteten unseren Weg, der mehrfach die Seite des Flusses wechselte. Die Schönheit der Natur hatte zweifellos einen Höhepunkt erreicht. Es gibt Indianer-Sprachen in Südamerika, welche weit über hundert verschiedene Bezeichnungen für die Farbe Grün haben. Spätestens hier im Garten Eden wusste ich, warum. Wir näherten uns, über Stock und Stein kletternd beziehungsweise wasserwatend, langsam, aber sicher dem Ziel unserer Wanderung, der Verlorenen Stadt. Mit der fünften Flussüberquerung hatten wir schließlich das begehbare Ende des Buritaca-Tals erreicht, und wir standen an der Stelle, von der Eliecér seit zwei Tagen erzählte: Den 1200 Steinstufen, die den Talrand hoch nach **Teyuna**, wie die Indios ihre heilige Stadt nennen, führen. 1200 kleine Überwindungen, die jeder auf seine Art meistern musste.

Die Ciudad Perdida wurde über einen langen Zeitraum, überwiegend aber wohl im 13. und 14. Jahrhundert, auf einer Fläche von rund zwei Quadratkilometern errichtet. Obwohl die Archäologen ihr bislang die wenigsten Geheimnisse entlocken konnten, ist zumindest klar, dass sie Hauptstadt und religiöses Zentrum der Tayrona-Kultur war. Teyuna liegt an einem steilen Westhang zwischen 900 und 1300 Metern Meereshöhe. Sein Zentrum ist ein unbewaldeter Bergkamm, der Ort kultischer Zeremonien und Thron des jeweiligen Chefs, der Mama. Von hier führen diverse Steinpfade zu den einzelnen Stadtteilen, wo sich die Strukturen der Treppenanlagen und der über 150 Terrassen in gut erhaltenem Zustand befinden. Die Tayronas waren die erste indigene Kultur, auf die die Spanier in der Neuen Welt stießen. Genau hier in der Sierra

Nevada hatten 1499 die Spanier Hojeda und Vespucci erstmals das Gold der Indios bestaunt; genau hier entstand der Mythos von El Dorado, dem nie gefundenen legendären Land aus Gold.

Was die Spanier und die nachfolgenden *guaqueros* genannten Grabräuber nicht einsackten, kann im Gold-Museum von Bogotá besichtigt werden. Auch für Museumsmuffel ein unbedingt lohnenswertes Ausflugsziel – wie es einst die Sierra Nevada de Santa Marta für die *conquistadores* war. Die Tayronas ließen sich dabei nicht ohne weiteres von den Spaniern niedermachen und entpuppten sich als äußerst zähe Kämpfer. Es dauerte ein Dreivierteljahrhundert ununterbrochener Kampfhandlungen, bis die Indigenas vertrieben oder getötet waren, alles Auffindbare mitgenommen oder zerstört wurde und sich die europäischen Eroberer endlich aus dem nordkolumbianischen Küstengebirge zurückzogen. Danach fiel Teyuna in einen langen Dornröschenschlaf – bedeckt von der üppigen Vegetation des Regenwaldes.

Erst 1975 wurde die Ciudad Perdida von dem *guaquero* Florentino Sepúlveda und seinen beiden Söhnen Julio César und Jacobo wiederentdeckt. In einer Zeit, als die Sierra Nevada ganz unter dem Zeichen der Anarchie des Marihuana-Anbaus stand. Obwohl die Sepúlvedas keinerlei Gold fanden, breitete sich die Nachricht von einer bislang unbekannten Ruinenanlage wie ein Buschfeuer aus und lockte die Glücksritter so zahlreich den Rio Buritaca hoch, dass bewaffnete Auseinandersetzungen zwischen rivalisierenden Grabschändern nicht ausbleiben konnten.

Ein Krieg um die Verlorene Stadt brach aus, und nicht ohne Grund wird der Dschungel im Buritaca-Tal bis heute *infierno verde*, die grüne Hölle, genannt. Nachdem 1976 die kolumbianische Regierung von der Entdeckung einer bedeutenden archäologischen Stätte im Nordosten des Landes Wind bekommen hatte, schickte sie eine wissenschaftliche Expedition und Militär dorthin, um die Ruinen zu erforschen und schützen. Nichtsdestotrotz dauerten die Grabräubereien und die Kämpfe um die vermuteten Schätze in Teyuna an. Einige *guaqueros* fanden wohl sogar etwas Gold, die meisten gingen wie Florentino Sepúlveda leer aus. Der Entdecker einer der wichtigsten historischen Stätten Kolumbiens folgte verbittert, verarmt und vergessen seinem Sohn Julio César, der bei einem der Kämpfe in der Grünen Hölle ums Leben kam, ins Jenseits.

Wir hatten indes mehr Glück und schüttelten uns am Mittag des dritten Tages, am Zeremonienplatz angekommen, glücklich, staunend und verdammt stolz die Hände.

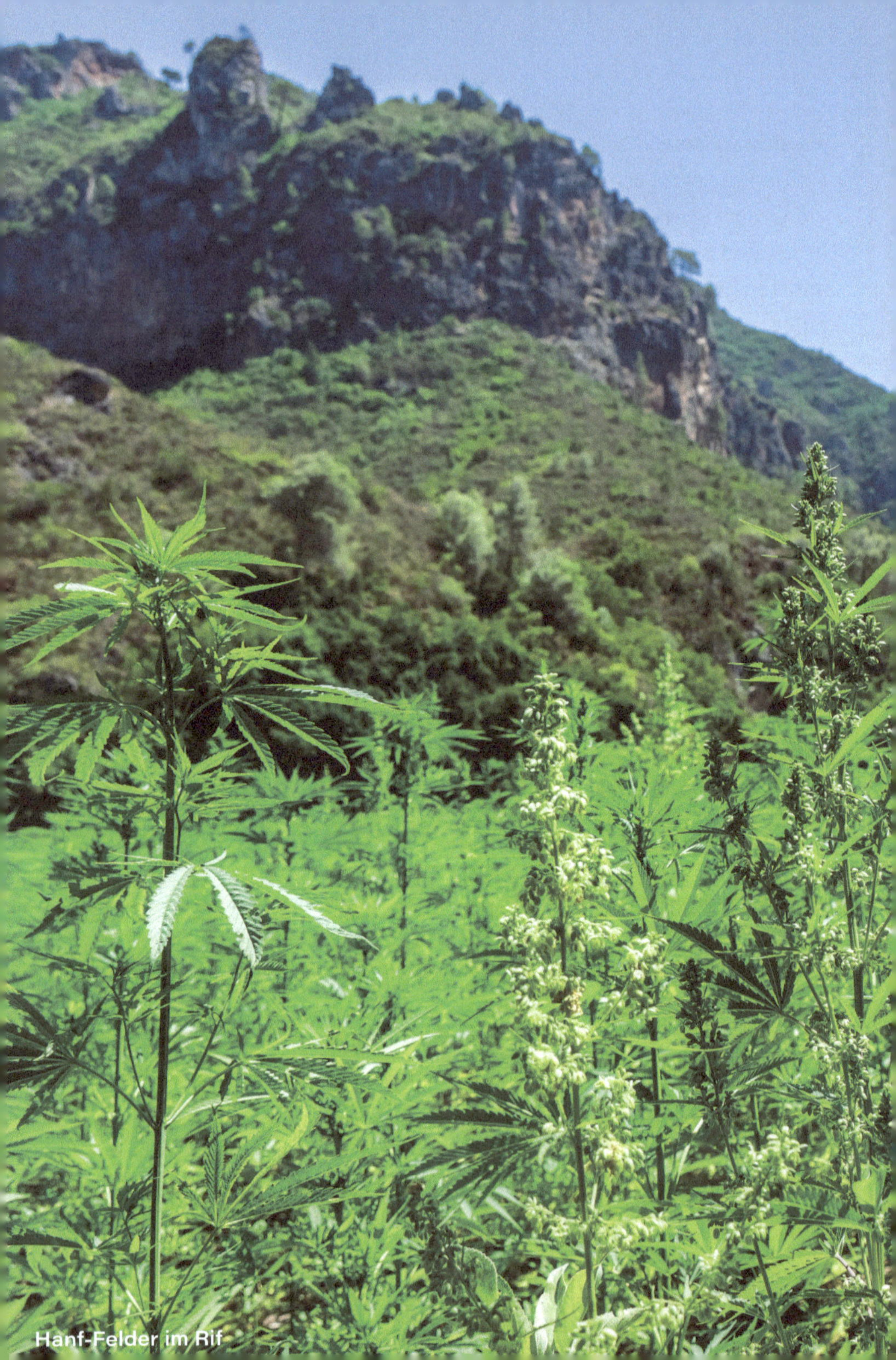
Hanf-Felder im Rif

Ferien auf dem Haschbauernhof

Rif-Gebirge, Marokko 1989

Du wirst Haschisch-Plantagen sehen, wie du sie wahrscheinlich noch nie gesehen hast!» Große Worte von Ali, meinem ortsansässigen, vielsprachigen und humorvollen Dealer, der mich stolz mit seinem (natürlich durch Dopegeschäfte finanzierten) 240er-Diesel, Baujahr 1982, über die *Route de Fés* durch wild-romantische Zedernwälder gen Süden chauffiert. Kühle, nach den Koniferen duftende Luft weht mir durchs heruntergelassene Fenster entgegen. Ich kiffe, Ali kifft gerne mit. Welche Wohltat nach drei anstrengenden Tagen im Hotel Saa'da in Kétama – und die waren wahrlich genug. Ich hätte nicht gedacht, dass es mir einmal lästig sein könnte, mich in einem Zentrum der Hanfkultur zu befinden, aber Ketama, von den einheimischen Berbern liebevoll »*Issa-Guen*« genannt, hat das ohne Schwierigkeiten geschafft. Warum? Es gibt einfach zuviele Dope-Dealer dort!

Ich vertrete sogar die Theorie, dass *jeder* erwachsene Einheimische auf irgendeine Weise ins Haschischgeschäft verstrickt ist und mindestens 200 damit beschäftigt sind, auf Europäer zu lauern. Egal wo, wann und wie. Irgendwo steht immer einer, zwei oder auch eine ganze Horde an Leuten, die einen ganz offen und ungezwungen auf einen Deal ansprechen. Wer an einem Geschäft zwecks Export interessiert ist, sucht sich dann einen vertrauenswürdigen Dealer aus und wird von den anderen künftig in Ruhe gelassen. Wer nur kleine Portionen zum Eigenbedarf erwerben möchte, so wie ich, hat das Pech, dass alle meinen, der merkwürdige Deutsche da hat noch immer keinen Geschäftspartner gefunden.

Und dem muss Abhilfe geschaffen werden. Und das bedeutet eben Stress. Wo immer man geht und wo immer man steht (gerade Letztes sollte tunlichst gänzlich unterlassen werden).

Nun gut. Wie gesagt, drei Tage haben völlig gereicht (eigentlich hätte es einer getan ...), und endlich war ich auf dem Weg zu denjenigen, die das Zeug, um das sich in Ketama einfach alles dreht, produzieren. **Beni Issi** heißt unser Ziel. Das liegt etwa 20 Kilometer südlich von Ketama, unweit des höchsten Berges des Rif-Gebirges, des 2448 Meter hohen Djebel Tidiquin.

Als wir den Zedernwald endlich verlassen und der Blick auf diverse Berghänge frei wird, verstehe ich, was Ali mit »wie du sie noch nie gesehen hast« meinte. Mir stockt der Atem, ich bin schlicht und einfach überwältigt. Zu schön eigentlich, um wahr zu sein. Einfach nur geil! Nicht wie ein Schlafmohn-Feld, dessen Blüten schon irgendwas Hinterfotziges ahnen lassen, oder so ein stinklangweiliger Coca-Acker ...

Die terrassenartigen Hanf-Felder auf den Berghängen rund um Beni Issi umfassen eine Fläche von grob geschätzt vier Quadratkilometern, was, wie ich nach einigen komplizierten Berechnungen herausbekommen habe, etwa 800 Fußballfeldern entspricht.

Im Unterschied zu Ketamas Charme als Kreuzung einer verlausten alaskischen Goldgräberstadt und dem 30er-Jahre Chicago strahlt Beni Issi exakt das Gegenteil aus. Eine funktionierende Dorfgemeinschaft, die aus ein paar Großfamilien besteht, die die 800 Fußballfelder Cannabis verwalten.

Dank Ali, dem ich mich schon in Ketama als hanfaffiner Reporter offenbarte, ist klar, was ich hier suche, vor allem, dass ich nicht an großen Menge interessiert bin. Umso interessierter sind allerdings die Einwohner von Beni Issi an den paar Exemplaren des *grow!*-Magazins, die ich immer dabei habe, wenn ich unterwegs bin. Während man in Ketama durchaus weiß, dass es derartige Zeitschriften in Europa gibt, sind die Bauern völlig ahnungslos und staunen nicht schlecht, was es im schönen Deutschland alles so gibt.

»Der Regen kommt viel zu früh in diesem Jahr!« Tiefe Sorgenfalten zeichnen sich auf Mustafas Stirn ab, während er einen letzten Zug aus seinem Joint saugt.

Eine schwere Gewitterfront hat den Djebel Tidiquin bereits verschlungen und nähert sich bedrohlich dem Hanffeld von Alis Verwandten und der anderen Haschbauern Azilas.

»Schau, über zwei Meter hoch!« Stolz wie ein schwäbischer Winzer präsentiert mir der knapp 40-jährige Rif-Berber seine Plantage, die vielleicht die Größe eines Fußball-Strafraums hat.

Eine verschwindend kleine Parzelle in dem Meer aus Hanf und doch genug, um Mustafas sicherlich alles andere als geringen Eigenbedarf zu decken und etwas an meinen Freund Ali zu verkaufen. »Neben den persönlichen Feldern, von denen jeder Sohn der Familie eines besitzt, gibt es ein Familien-Feld, das von den Frauen bestellt wird.«

Man erkennt die Familien-Felder sofort. Sattes Grün, alle Pflanzen gleich groß und das Unkraut gejätet. Frauen kiffen halt nicht und erledigen ihre Arbeit daher wohl etwas sorgfältiger als die Herren der Schöpfung, die sich dann doch allzu gern im Salon niederlassen, Tee trinken, Kif rauchen, palavern und Allah einen guten Mann sein lassen.

Als Gast werde ich natürlich in dieses Tee-Kif-Palaver-Ritual mit einbezogen, und wieder stoßen die *Grow!*-Hefte auf großes Interesse. Auch meine Kamera wird bestaunt. Aber am meisten Respekt erarbeite ich mir mit einem fetten OCB-Dreiblatt-Joint mit etwa einem Gramm des Shits, den ich hatte, den ich stolz als

»specialité d'Allemagne pour mes amis marocains« präsentiere. Das ist eine feine Sache für meine Berber-Freunde, die sich zum Tee ja nur ihren Kif gönnen ... Alle sind sie danach hackebreit. Sieg auf ganzer Linie.

Jetzt will ich aber doch noch etwas recherchieren und nutze die Breitheit meiner Gastgeber aus, um ihnen doch vielleicht das ein oder andere Geheimnis zu entlocken.

Aber was man so mit dem Hanfanbau verdient, scheint keines zu sein. Bereitwillig erzählt Mustafa in seiner Berber-Sprache (Ali übersetzt), wie das mit den Finanzen so aussieht: »Unser Familien-Feld bringt bei etwa 20 bis 30 Kilogramm getrockneter Kif-Pflanzen einen Ertrag von etwa rund 20000 Dirham (etwa 2000 Euro), was übers Jahr verteilt gerade so zum Leben reicht.«

Das Leben ist zwar nicht teuer in Marokko, besonders die Grundnahrungsmittel sind sehr preiswert; aber viel ist das wahrlich nicht. Die Familie ist groß (rund 40 Mitglieder) und die Möglichkeiten, sein Geld in Ketama loszuwerden, ebenso. Dort landet vor allem das Geld, welches die Söhne mit ihren Privatfeldern machen. Bei Mustafa sind das so etwa 2000 Dirham (400 Euro), die er versaufen und verhuren kann.

Es wird Abend, und Alis Familie lädt mich zum Übernachten ein. Ich habe das Gefühl, dass man insgeheim immer noch hofft, mir das ein oder andere Kilo verkaufen zu können. Ich beschließe, 20 Gramm zu kaufen und noch eine großzügige Spende in die Familien-Kasse zu tätigen. Denke, das gehört sich so.

Zumal zum Abendessen anlässlich meiner Anwesenheit aufgetischt wird, wie es nicht jeden Tag üblich ist. Es gibt Tajine mit Lammfleisch.

In einer Haschbauern-Familie sind die Aufgaben unter den einzelnen Mitglieder streng aufgeteilt. Mustafa hat als ältester

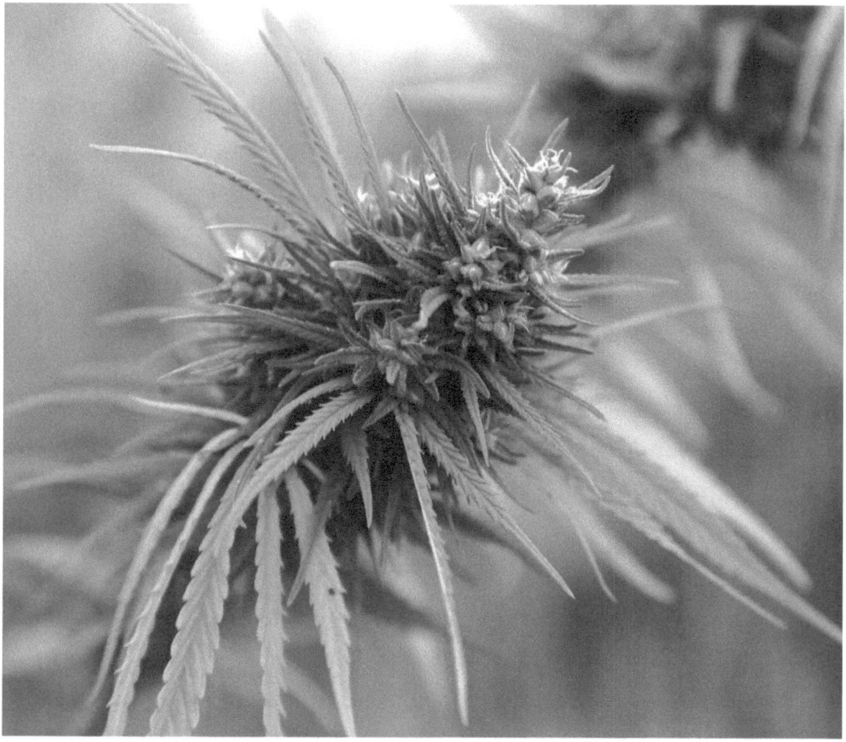

Hanfblüte im Rif-Gebirge

Sohn des Hauses das Vorrecht, die Gäste in die Geheimnisse des Haschischs einzuführen und die mitnichten immer beneidenswerte Aufgabe, der Kundschaft die Qualität desselben zu demonstrieren. Eine Arbeit, die offensichtlich zeichnet, denn Mustafa sieht aus wie 50. Für die Akquisition der »Gäste« ist der zweitälteste Sohn Ali zuständig.

Ali, der ja auch mich angeschleppt hat, spricht ein halbes Dutzend Sprachen und darf deswegen in Ketamas Straßen den Provinz-Mafioso spielen, der er ist.

Die Aufgabe des nächstjüngeren Bruders verrät schon dessen Dobermann-Gesicht. Der Mann fürs Grobe: Fahrer, Bodyguard. Ich weiß nicht seinen Namen und will ihn auch gar nicht wirklich wissen. Seine tiefschwarzen Augen funkeln vor Aggressivität und Einfalt. Eine Mischung, die mir Angst macht, ihn aber für seinen Job geradezu prädestiniert.

Geleitet wird das mittelständische Handelsunternehmen von der Mama des Clans, einer herzlichen, dicken Frau um die Sechzig, mit strahlenden Goldzähnen, durchdringender Stimme und resolutem Auftreten. Ihr werden die Ereignisse des Tages berichtet, sie überlegt, analysiert, entscheidet und teilt nebenbei (die weiblichen) Familienmitglieder zur Arbeit ein.

Die Frauen sind es in dieser Ecke der Welt, die die meiste und härteste Arbeit machen, und während Sibel, die fünfjährige Tochter des Hauses bereits auf dem Kif-Feld Unkraut jäten muss, hockt Hisham, ihr ein, zwei Jahre älterer Bruder schon großkotzig in der Stube bei den Männern, die Milch und Tee trinken und kiffen. Emanzipation ist ein Fremdwort und existiert, genauso wie das außereheliche berberische Liebesleben, ausschließlich im Satelliten-TV des *Salon de Thé* im Hotel *Saada.*

A propos Frauen ... Wieder zieren tiefe Furchen Mustafas Stirn, als er mir ohne Scham auch von diesen Details berichtet: »Wenn ich in zehn Jahren (dann ist er 48 und wird aussehen wie 70) keine Frau habe ... dann hab' ich halt keine!«

Mustafa lächelt traurig-gequält und verrät mir den Grund seiner Hoffnungslosigkeit: »Was sind schon 30 Kilo Hanf?« *No money, no honey ...*

Erntedank. Der größte Teil des marokkanischen Hanfs wird im Juli und August geerntet, wenn es am heißesten und trockensten ist, und die Pflanzen sich von saftiggrün nach goldgelb verfärben. Pflanzen in gut bewässerten Feldern und Tallagen bleiben länger grün und werden bis Mitte September, stellenweise sogar bis Anfang Oktober auf dem Feld belassen. Je länger die Pflanzen Wasser erhalten, desto mehr Zeit bekommen sie zum Wachsen und Reifen, umso potenter werden die Harze.

Aus diesem Grund wurden, wie beispielsweise in Azila, ausgedehnte Bewässerungssysteme angelegt.

Obwohl das Rif-Gebirge am Rande der Sahara liegt, ist es von Dürre nicht bedroht. Im Winter regnet es reichlich (oft sogar überreichlich) und die hohen Berge speichern große Mengen Wasser, so dass ein dürrebedingter Ausfall der Haschisch-Ernte nicht zu befürchten ist. Um die Erträge auf dem ausgelaugtem Land und ohnehin nicht gehaltvollen Gebirgsboden zu erhöhen, wird anstatt Haustierscheiße zunehmend auch Kunstdünger verwendet, mit seinen entsprechenden Auswirkungen auf die Umwelt. Aber das ist den Rif-Bewohnern scheißegal, wenn die Ernteausbeute entsprechend höher ist.

Heute, wo die Haschbauern um Ketama nur noch an der Herstellung von Haschisch und nicht mehr am Kif (Marihuana) interessiert sind, hat die genetische Qualität rapide nachgelassen. Die Bauern benutzen unsortierte Samen vom Vor- und Vorvorjahr.

Nach der Ernte werden die geschnittenen Stängel von 30 bis 240 Zentimeter Länge gebündelt und dann zum Trocknen in der prallen Sonne auf die heißen Wellblechdächer der Häuser transportiert. Nach 3 bis 5 Tagen sind sie trocken genug und werden in Scheunen bis zu einem halben Jahr gelagert.

Zur Weiterverarbeitung werden die staubtrockenen Pflanzen von Spezialisten zu einem sogenannten *tente* (= Zelt, ca. 100 Kilogramm getrocknete Pflanzen) sortiert, wobei durch die Mischung

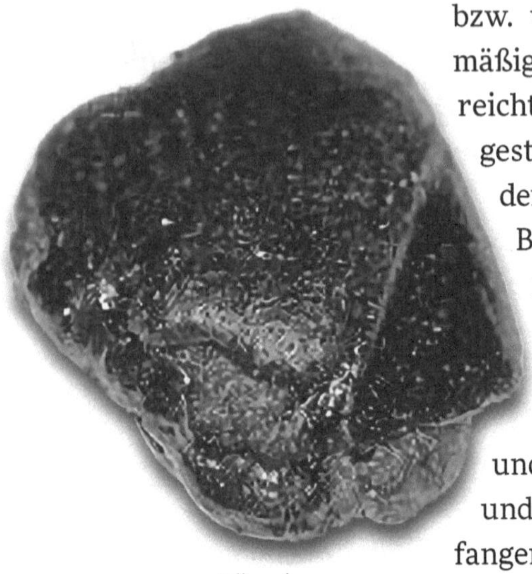
T'besla

aus verschiedenen Standorten (mehr bzw. weniger Wasser) eine gleichmäßige Potenz des Haschischs erreicht werden soll. So zusammengestellt, werden die Pflanzen von den Bauern, oder – in größeren Betrieben – von Tagelöhnern mit Stöcken durch Stoffsiebe geschlagen.

Das feine Material, Harzdrüsen, Pflanzenpulver, Staub und Dreck fallen durch das Tuch und werden in der Wanne aufgefangen.

Je härter und länger die groben Pflanzentrümmer gerieben und gedroschen werden, desto mehr Pflanzenmaterial geht mit dem Harz durch das feine Sieb. Dieser Siebvorgang wird immer wieder wiederholt, bis nur noch pulverisiertes grünes Blatt durchkommt.

Aus einem *tente* werden je nach Qualitäts- und Preiswünschen des Kunden zwischen 0,5 und 5 Kilogramm Haschisch gewonnen. Dabei werden die bekannten Exportqualitäten, deren erste Siebung (das angeblich beste »Maroc«) unter den Namen *Sputnik* oder *Zero-Zero* bekannt sind (pro *tente* ca. 0,5 bis 0,8 Kilo). Weitere Qualitäten sind: *Zero* (1,0 bis 1,7 Kilo), *Zero deux* und *Deuxième* (2 bis 3 Kilo) sowie das fast nur noch aus gedroschenem Blattmaterial bestehende, beinahe wertlose *Traffic* oder *Commerciale.*

Das beste Haschisch, die erste Siebung der besten Pflanzen, nennt man *T'besla* beziehungsweise *T'besla M'Nockay*. Es wird nicht exportiert und nur an wirkliche Freunde weitergegeben (aus einem *tente* gewinnt man lediglich 50 bis 100 Gramm). *T'besla* sieht aus und schmeckt wie Schwarzer Afghane. »Das ist das beste Haschisch auf der Welt«, jubiliert Ali, als er endlich ein kleines Piece *T'besla* auspackt und einen dünnen Joint rollt. »Auf der ganzen Welt?«, frage ich mit skeptischen Unterton und wohl wissend, dass die nix anderes kennen als ihr Rif-Kif. »Wer weiß? Allah ist groß!«, sagt Clan-Chef Mustafa.

»Auf jeden Fall«, und da ist man sich einig im Herrenzimmer auf dem Haschbauernhof, »viel zu schade für Europa.«

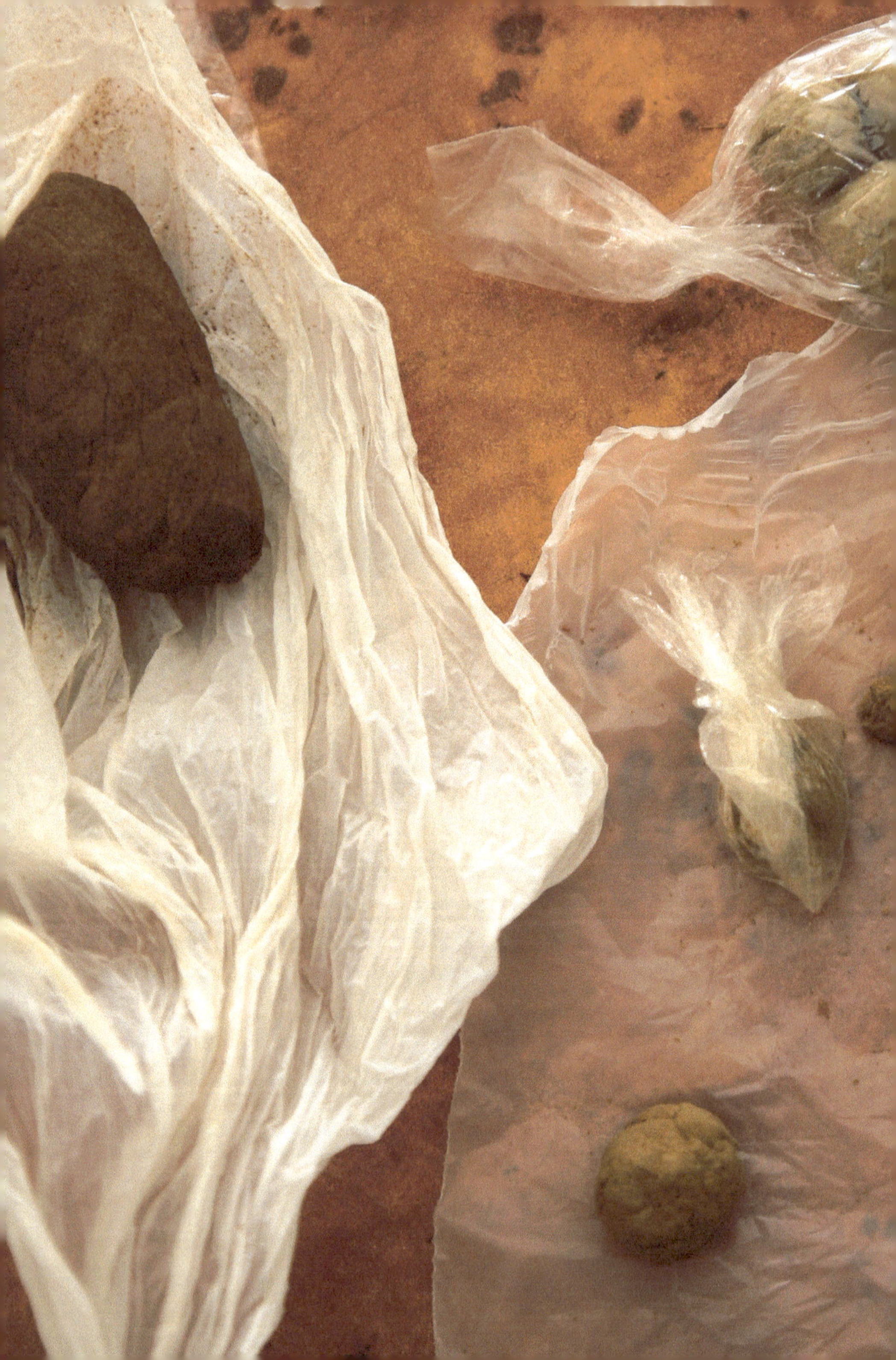

Von eifrigen Betreuern und übereifrigen Putzfrauen

Marokko 2017

Melilla. Spanische Exklave auf marokkanischem Boden. Ich stehe an den Grenzsicherungsanlagen der EU-Außengrenze Süd und komme mir vor wie an der innerdeutschen Grenze von anno dazumal. Es fehlen nur die Selbstschussautomaten. Jenseits des Zauns, also auf marokkanischem Boden, ist niemand zu sehen (das sollte sich einige Wochen später ja massiv ändern), auf spanischer Seite fahren zwei Guardia-Civil-SUVs mit sonnenbebrillten Beamten hin und her.

Mich beachten sie nicht. Fahrradfahrende Touristen mittleren Alters entsprechen keinem Täterschema, sondern ernten eher Mitleid und ein müdes Lächeln.

Die Einreise nach Marokko ist problemlos. Ich radle auf gutem Asphalt die fünf Kilometer nach **Nador,** der geschäftigen, aber wenig inspirierenden Grenzstadt. Da ich mal wieder zu feige war, eine ansprechende Menge über die Grenze zu schmuggeln, ist mein erstes Ansinnen, die Vorräte aufzustocken.

Obwohl via Nador eine der Hauptschmuggelrouten für Haschisch verläuft, wird man überraschenderweise und für Marokko untypisch nicht zwangsläufig beim Spazierengehen auf der Straße schon darauf angesprochen. Wahrscheinlich deswegen, weil hier die Geschäfte schon erledigt sind und nur noch die Logistik nach Spanien respektive Europa erfolgt.

Aber Marokko wäre nicht Marokko, wenn man nichts bekommen würde. Also folgt Stufe zwei in dem nichtakademischen Fach der Drogenbeschaffungskunde, der Bachelor sozusagen: Man setze sich in ein Straßencafé, lege gut sichtbar einen Beutel Tabak auf den Tisch und harre der Dinge, die da kommen. Keine zwei Minuten später hat der erste Fisch angebissen. Seinen Namen hatte ich zunächst vergessen, sein Gesicht nicht: Ron Williams. Und der kombiniert blitzschnell: Europäer mit suchendem Blick, Tabak mit OCB-Blättchen: »*Hello Mister, where do you come from?*«

»*Almanya*«, versuche ich mich auf Arabisch. »Bochum!«, antwortet Ron Williams und lacht goldbezahnt, aber ehrlich freundlich. Wie praktisch, denn nun geht's auf Deutsch weiter. Und noch praktischer, dass Ron nach ein paar weiteren Höflichkeitsfloskeln die Sprache schnell darauf bringt, warum ich gerade hier sitze. Ob ich denn manchmal kiffen würde, will mein rückemigrierter Bochumer Freund wissen.

»Manchmal ist gut, Kollege!«

Ron pfeift einen Aushilfskellner her, erklärt ihm kurz den Sachverhalt, und fünf Minuten später sitzen besagter Kellner und ich in einem Minitaxi. Der Fahrer wird ebenfalls über den Sachverhalt aufgeklärt, und wir rattern los, bis die Fahrt in einem eher schlechten Wohnviertel endet. Der Fahrer weigert sich, hier zu warten und zieht mit einem Euro mehr im Geldbeutel von dannen.

Mein Aushilfskellner ist ziemlich korpulent und verfügt – marokkountypisch – über keinerlei Fremdsprachenkenntnisse, aber bewegt sich flink wie ein Wiesel (oder eher wie ein Dachs vielleicht) durch die engen Gassen, bis er vor einem blauen Haus mit abbröckelndem Fassadenputz stehenbleibt. Ein paar Halbwüchsige lungern an der Hauswand rum und spielen mit ihren Handys. Der Kellner klopft diskret an die Scheibe eines Miniaturfensters an besagter Hauswand. Das Fenster geht auf, und aus dem Dunkeln des Hauses raunzt eine knorrige Stimme nur: »Wie viel?« (auf Arabisch natürlich).

Wie viel? Gute Frage! Hmmm, wie viel? Hundert Dirham vielleicht, also zehn Euro? »*Wacha* –in Ordnung«, und zehn kleine Päckchen werden von knorrigen Händen durch die einsame Öffnung in der Wand nach draußen gereicht.

Das Gesicht des Händlers ist nicht genau zu erkennen, aber es ist offensichtlich ein uralter Mann, der diese inoffizielle, aber doch wohl irgendwie tolerierte Haschverkaufsstelle betreibt. Denn sowas kann einfach nicht geheim bleiben, das kennt jeder.

Natürlich muss ich das Zeug sofort einer gewissen Erstprüfung unterziehen. Ein Päckchen enthält etwa ein halbes Gramm pollenartiges Hanfpulver, welches sich – kurz erhitzt – aber zu wunderbarem Hasch kneten lässt. So komme ich etwa auf fünf Gramm Shit, die sich aus den zehn Päckchen kneten lassen, also zwei Euro pro Gramm. Das ist sicherlich nicht viel mehr als der ortsübliche Preis für Kleinmengen.

Zehn Päckchen hat der Ausländer gekauft! Plötzlich ist das Handy völlig uninteressant und ich werde auf eine nicht unfreundliche Art bedrängt, ich möge ihnen doch was von dieser unfassbaren Menge abgeben, sprich schenken. Ich lasse mich erweichen, Kiffer halten zusammen und nachdem auch noch mein »Führer« seinen kleinen Obulus bekommen hat, bleibt mir nix anderes, als nochmal beim Hasch-Opa zu klopfen. 20 weitere Päckchen und tschüs. Das müsste fürs Erste reichen.

Ich habe mich in einem der besten Hotels des Ortes einquartiert, dem Dar Nador. Sonderangebot, 30 Euro, was normalerweise 100 kostet. Für marokkanische Verhältnisse exorbitant viel, für das gebotene Ambiente und mit genug Euronen im Geldbeutel extrem günstig. Trotzdem der einzige Gast – Marokko ist gerade nicht wirklich angesagt.

Leck mich am Arsch, so habe ich noch nie gewohnt ...

Der fahrradfahrende Kiffer, gerade noch beim Rauschgiftkauf im nador'schen Slum, mutiert im Dar Nador in Windeseile zum Sultan aus Schwabistan auf Staatsbesuch. So zuvorkommend wurde ich noch nie auch nur ansatzweise in einem Hotel behandelt und hofiert. Und da kommen eine Menge Hotels zusammen ...

Drei außergewöhnlich hübsche junge Frauen stehen rund um die Uhr für das persönliche Wohlergehen zur Verfügung (abgesehen von irgendwelchen sexuellen Dingen natürlich), und so verbringe ich die erste Nacht 2017 in Marokko dauerhaschrauchend im Himmelbett der Präsidentensuite des Dar Nador, während das Küchenpersonal (mutmaßlich die Mutter der drei Perlen) mit der Befriedigung meiner Munchies-Lust beschäftigt ist. Auf meinen Wunsch und zur allgemeinen Freude gibt's Tajine, die marokkanische Nationalspeise, und Pfefferminztee (Bier ist tabu), das Nationalgetränk, und ein sich vor Freundlichkeit und Liebenswürdigkeit übertrumpfendes Personal.

So, jetzt weiß ich, wie es sich in 1001 Nacht in etwa anfühlt. Auf die Dauer todlangweilig und nur hanfumnebelt zu ertragen. Für mich sollte es eine einmalige Erfahrung bleiben, weil ich schon für den nächsten Tag eine günstige Mitfahrgelegenheit nach Al Hoceima, der offiziellen Hauptstadt des Rifgebirges, ergattert hatte. Mustapha, der Chauffeur, ist irgendwie verwandt mit der Hoteliersfamilie, aber eher von der grobschlächtigen Sorte und daher nicht wirklich für Arbeiten in einem Märchenhotel geeignet. Aber Fahrer, das geht. Und zehn Euro für hundert Kilometer Strecke auch.

Und so grobschlächtig und einfach gestrickt Mustapha auch wirken mag, er ist ein liebenswerter, leider fast nur des Arabischen mächtiger Kerl. Wir betreiben Konversation mit meinem

Kauderwelsch-Marokkanisch, das mich seit den achtziger Jahren begleitet und mir wenigstens soviel arabische Floskeln beibrachte, um (fast) überall auf etwas Sympathie zu stoßen. Allein der Versuch, die Sprache zu sprechen, zeugt von Respekt den Menschen gegenüber und wird für gewöhnlich mit Freundlichkeit und Respekt ihrerseits belohnt. Etwas, das ihnen von den Europäern noch nie wirklich entgegengebracht wurde und weshalb sich die Menschen mitunter schwertun, weiterhin die Diener und Untermenschen zu sein.

Und wenn es nur ein *»salamaleikum«* anstatt *»bonjour«* oder ein *»shukran»* statt *»merci«* ist. Schon das wird mit Wohlwollen zur Kenntnis genommen und sollte für jeden Reisenden erlernbar sein.

Mustapha brauchte die gesamte Zeit bis nach Nador, bis er mir eine der wichtigsten marokkanischen Redewendungen beigebracht hatte. *»Ma kännsch muschkil«* – kein Problem! Schwer zu lernen, aber ein Spruch, der beinahe schon die Freifahrkarte ins Herz der Marokkaner ist.

Noch zehn Kilometer nach **Al Hoceima.** Mustapha hat von meinem Joint gezogen und schafft es kaum mehr, seinen hellblauen 240er-Diesel auf der Straße zu halten. Ein Gewohnheits-Konsument scheint er eher nicht zu sein, aber ist voller Lob über die Qualität des am Vortag erstandenen Dopes – und auch für den von mir bezahlten Preis zollt er mir Respekt.

Wie sich die Zeiten doch ändern, wenn einen nicht mal mehr die ortsansässigen Haschhändler bescheißen!

Zum Glück sind selbst für einen alten Daimler zehn Kilometer nicht sehr viel, und die Fahrt endet auf dem Plaza del Rif, dem historischen Stadtzentrum, wo ich im legendären Haschhändler-Hotel Villa Florido einchecke. Muffeliges Wohnklo ohne Kochnische, sechs Quadratmeter. 200 Dirham. Marokko hat mich wieder.

Klein und nicht sonderlich fein, aber eine Institution nach einem halben Jahrhundert Haschtourismus in Marokko. Im hoteleigenen Café sitzen sie wie vor 50 Jahren, trinken Tee, rauchen Marlboro und besprechen das Übel der Welt, sofern sich nicht gerade das auch hier allseits vorhandene iPhone dringend für wichtige Geschäfte meldet.

Internen marokkanischen Schätzungen zufolge werden 80 Prozent des Bruttosozialprodukts von Al Hoceima direkt oder indirekt durch das Haschischgeschäft erwirtschaftet. Und das sieht man überdeutlich. Al Hoceima hat sich innerhalb weniger Jahre von einer eher lästigen Zwischenstation vom oder ins Rif in eine wirklich schmucke Stadt verwandelt. Neue Straßen, übertrieben viele neue Hotels, volle Geschäfte und reich bestückte Marktstände. Al Hoceima ist nach wie vor voll von Shit, und doch läuft alles etwas zurückhaltender ab als früher. Eine Stunde im Hotelcafé des Villa Florido (mit oder ohne Tabak auf dem Tisch) reicht aber völlig aus, dass die frohe Botschaft über einen neuen potenziellen Kunden die Runde macht. Und so lernt man dann beim Teetrinken und Nichtstun peu-á-peu jeden kennen, der hier krumme Geschäfte macht. Jeden ...

Da ich noch aus Nador gut versorgt bin und aus dem Pollen ein wunderschönes schwarz glänzendes Piece zu Demonstrationszwecken hergestellt habe, fällt es mir leicht, die ganze Dealerhorde von Al Hoceima im Zaum zu halten. Sie haben eh alle das gleiche Material, nämlich das, das ich auch habe.

Aber lustig ist es immer wieder, wenn jeder sein Zeug als etwas ganz Besonderes anpreist, und vor allem jeder einen nötigt, Probe zu rauchen.

Das kann man hier sogar noch am Tisch tun. Die Kellner wagen es nicht, was zu sagen, obwohl sie eigentlich müssten, weil es auch in Marokko irgendwie verboten ist. Aber dieses Marokko ist

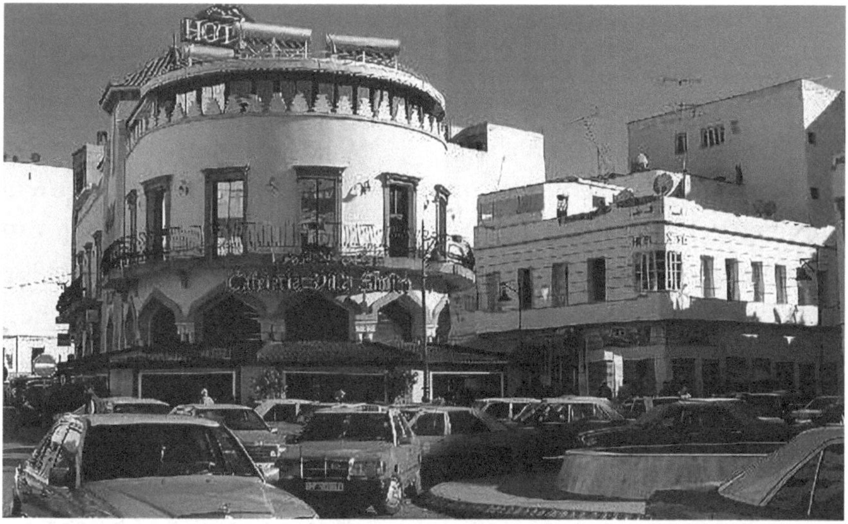

Hotel Villa Florido, Al Hoceima

weit weg, wie man mir öfters versichert, und in einer Stadt, wo zwei Drittel alles Wohlstandes mit Hasch verdient wird, ist nichts wirklich verboten, und daher ist es kein Problem, wenn ein Europäer im Café des Villa Florido einen durchzieht.

Da kann man ganz unbesorgt auf die Bestechlichkeit der lokalen Polizeibeamten setzen. Kein einziger Staatsdiener ist an diesem mehr als offenen Geheimnis unbeteiligt. Nicht ein einziger. Und keiner würde sich erdreisten, die Geschäfte zu stören. Und ein, wenn auch vielleicht nur kurzzeitig verhafteter Kunde ist so ziemlich die größtmögliche Störung überhaupt. Das kommt nicht vor. Zumindest nicht in Al Hoceima – und zumindest nicht, solange man nichts gekauft hat.

Al Hoceima gefiel mir jedenfalls außerordentlich gut, und so wurden aus einer geplanten Zwischenstation schließlich vier Tage bei schönstem Winterwetter, also 15 Grad, Sturm und strahlend blauem Himmel.

Aber dann wurde es kalt, nass und trist. Der marokkanische Winter kann unangenehm sein, und ganz besonders im Rif kommt man sich dann vor wie im mitteleuropäischen November der schlechten Art.

Ich habe mir samt E-Bike eine Mitfahrgelegenheit in einem Sammeltaxi organisiert, drei Stunden später stehe ich verloren im dichten Nebel und Dauerregen auf der versifften Hauptstraße von Issaguen, besser bekannt unter **Ketama,** der vermeintlichen Haschischhauptstadt des Rif-Gebirges, und wohlbekannt unter allen, die in ihrem Leben jemals aus einschlägigen Gründen nach Marokko gereist sind – oder es gerne getan hätten.

Ich war erstmals in den frühen achtziger Jahren dort und dann immer wieder in mehr oder weniger großen Abständen. Aber ich war noch nie im Januar dort. Wohlweislich ...

Ich hatte ein quirliges Städtchen in Erinnerung, wo das Leben auf der Straße stattfindet und man keine zwei Meter gehen kann, ohne von einem Dealer angesprochen zu werden. Ein verruchtes, aber in geiler Landschaft gelegenes Berberdorf, nicht wirklich gefährlich, aber doch irgendwie ein Abenteuer. Doch jetzt kann ich kaum zwei Meter weit sehen und das Einzige, dem ich ausweichen muss, sind Pfützen, Schlammlöcher und Pferde- bzw. Eselskacke.

Kurz ein Tee im altehrwürdigen Café Saada an der Hauptstraße nach Fes, das schon früher ein heruntergekommenes Drecksloch war. Nichts hat sich geändert, weder der alte unfreundliche Chef noch die Buschtrommeln, die sofort das unerwartete Erscheinen eines potenziellen Kunden vermelden. Innerhalb weniger Minuten füllt sich der Raum merklich mit den Gestalten, die hier schon immer verkehren und auf einen späten Kunden für die Restbestände hoffen.

Klar, die Geschäfte sind gemacht. Die gehen nach der Ernte im Spätsommer los, und bis Weihnachten sind sicherlich 90

Prozent der offiziell geschätzten 3000 Tonnen Jahresproduktion an die bedürftige Welt verteilt worden. Und – auch völlig klar – wer jetzt noch hier erscheint, steht ganz besonders im Interesse der bedürftigen Kleindealer, die rund ums schmucke Saada herumlungern und ihr Leben lang auf den nächsten Big Deal hoffen.

Die beste Strategie ist, sich gleich einen halbwegs sympathischen Kollegen als persönlichen »Betreuer« auszusuchen, dann lassen einen die anderen für gewöhnlich einigermaßen in Ruhe.

Man kann ihnen ja sowieso nicht entgehen, und es gibt auch keinen Grund, das zu tun, zumindest, wenn man am Ankauf kleinerer, größerer oder auch bombastischer Mengen von Haschisch interessiert ist. Der Weg führt immer, zumindest sofern man keine Connections hat, über einen Betreuer, die zwar für verschiedene Clans oder Bauern arbeiten, sich aber in Art, Wesen und Auftreten nicht wesentlich unterscheiden. Im Grunde gleichen sie sich wie ein Ei dem anderen. Das heißt, sie sehen zwar alle ziemlich wild aus, man kann ihnen aber trauen.

Ein guter Betreuer spricht mindestens fünf Sprachen (auch Deutsch) und hat kapiert, dass weder Aufdringlichkeit noch Geldgier wirklich geschäftsfördernd sind. Manche sehen zwar wie Idioten aus, sie sind es aber nicht. Wer sie mit Respekt behandelt, wird auch Respekt ernten.

Früher war mein Standardtest für einen Betreuer sein erstgenannter Shit-Preis, inzwischen muss ich feststellen, dass es keiner mehr wagt, zehn Euro zu verlangen. Den doppelten Straßenpreis für ein paar Gramm erachte ich als fair für einen schnellen Deal in irgendeiner Kaschemme. Am besten, man sagt, man möchte eine Probe kaufen, denn das weckt sofort den Geschäftssinn und damit sind Berber im Rifgebirge glücklicherweise überaus gesegnet. Und deswegen verkaufen sie keine Scheiße und wagen es nicht, 20 Euro für fünf Probegrämmer zu verchecken, wenn sie bereit sind, dir für 1000 Euro ein ganzes Kilo zu verkaufen.

Europäer, die wegen Haschisch nach Marokko reisen, wissen normalerweise, was Sache ist. Und von denen, die es nicht wissen, wird vor Ort zumindest angenommen, dass sie es tun.

Die meisten Clans haben zwei, drei Sorten im Angebot, die sich aber weniger in der Qualität des Hanfes unterscheiden, sondern mehr in der Intensität des Pressens. Was als *première*, also eigentlich erste Siebung angeboten wird, ist meistens eben das am aufwändigsten gepresste Material. Das wird erhitzt und in Lederbeuteln solange geklopft, bis es wie feinster Schwarzer Afghane aussieht. Großhandelspreis: 1800 bis 2500 Euro das Kilo. Die zweite Qualität ist das, was wir als »Europlatte« bezeichnen, maschinell gepresster Hanfstaub. Preis zwischen 1000 und 1500 Euro, das Standardexportmaterial. Kostenpflichtiger Lieferservice nach Europa wird routinenmäßig angeboten.

Das Zeug, das im Lande verbleibt, ist locker gepresstes, hellbraunes Hanfpulver, das man in den Joint streuen kann, ohne es vorher erhitzen zu müssen. Kostet zwischen 50 Cent und einem Euro für ne grammähnliche Menge. Wer will da die Digitalwaage rausholen?

Zumal auch dieses Material von den gleichen Pflanzen kommt, die wieder allesamt aus dem gleichen Saatgut-Pool stammen. Und der liegt mitnichten in Marokko.

Vielleicht ist es dem ein oder anderen älteren oder alten Haschliebhaber schon aufgefallen, dass marokkanisches Hasch etwas anders schmeckt als früher. Das liegt wahrscheinlich daran, dass das Saatgut für marokkanisches Dope aus Pakistan stammt. Und zwar ausschließlich. Das ist der Qualität keinesfalls abträglich, zeigt aber, wie die Globalisierung auch hier um sich greift.

Eigentlich macht es im Rifgebirge keinen großen Unterschied, ob man einen Sack Kartoffeln oder ein Kilo Piece kaufen möchte. Die Pflanzen haben alle dasselbe Saatgut, die Preise sind mehr oder weniger fix, die Bauern und Händler verfügen über fest eingefahrene Strukturen, die Claims sind sauber abgesteckt und man bekämpft sich nicht.

Es scheint genug für alle da zu sein – auch für die freundlichen Herren von der Polizei, denn die schauen weg oder sind tot. Viele hat dieser ehrenvolle Tod sicherlich noch nicht ereilt.

So einfach funktioniert im Grunde das älteste Gewerbe Marokkos. Hinfahren, einkaufen, abhauen. Es ist fast schon surreal, wie routiniert das alles abläuft, obwohl Ketama seine besten Zeiten offensichtlich hinter sich gelassen hat.

Gut, Januar ist jetzt nicht die optimale Reisezeit. Eigentlich ist es die beschissenste Zeit überhaupt für eine Reise ins Rif. Die Schneefallgrenze rückt beängstigend nah und eine Unterkunft mit funktionierender Heizung ist eine verdammt gute Idee. Das *Chez Rachid,* drei, vier Kilometer außerhalb von Downtown Ketama hat das leider nicht, dafür aber wunderbare Betreuung. Namentlich dafür verantwortlich ist Aziz, der mir schon beim Ankommens-Tee an der Bushaltestelle seine betreuenden Dienste anbot, und der ein Bruder oder Neffe oder Cousin vom Hotelchef Rachid ist, der es seinerseits einst in Spanien zu relativem Wohlstand gebracht hat. Mit was wohl? Er behauptet lapidar »in der Tourismusbranche«, ich habe so meine Zweifel ... Wie auch immer, jedenfalls hat er das in Spanien mühsam ersparte oder erschmuggelte Kapital in der Heimat investiert. Und das ist gut so. Ziel: die Betreuung bedürftiger Touristen.

Und das sind dann hier eben vorwiegend Alt- oder Junghippies, die auf die scheiß Heizung auch verzichten können, so lange bloß der Joint brennt und Mutti in Rachids Kneipe täglich ne leckere Tajine zubereitet und Süßspeisen und Getränke verkauft. Kein Bier, da sind sie konsequent in den marokkanischen Haschanbaugebieten. Zumindest offiziell ... fast wie in den bayerischen Bieranbaugebieten, nur eben andersrum.

Viel los ist nicht bei Rachid. Ein belgisches Pärchen, das mit sich selbst beschäftigt ist, und Alain, ein fahrradfahrender Altkiffer aus Frankreich, der sich hier billig eindeckt und seine lebenslange Reise finanziert, indem er ängstliche Touristen in den Hochburgen Agadir und Essaouira zu europäischen Preisen versorgt. Und Aziz, dem sich offensichtlich nur eine Chance auf Arbeit, sprich Verdienst, bot: ich.

Mein kleiner Fehler war: Ich habe beim Erstkontakt am Busstop die Bemerkung fallen lassen, dass ich durchaus an einer größeren Charge interessiert wäre. Reine Taktik, um ein günstiges und gutes Probepiece zu erwerben, aber das kommt nun wie ein Bumerang zurück, weil Aziz in mir tatsächlich einen dicken Fisch vermutet, der auch noch zu einer Zeit kommt, wo die Geschäfte gemacht sind und sich kein vernünftiger Mensch mehr hierher begibt. Alles Voraussetzungen, sodass mir Aziz überbordende Fürsorge, sprich Geschäftstüchtigkeit, schnell so dermaßen auf den Sack ging, dass ich ihm für 50 Gnadeneuro 20 Gramm Shit abkaufte, bei Mutti noch ne Chicken-Tajine reinpfiff, ein Taxi rief und ins naheliegende **Chefchaouen** flüchtete.

Chefchaouen, kurz »Chawen«, gilt als die Hauptstadt im Rifgebirge, liegt ein paar Hundert Meter weiter von der Schneefallgrenze entfernt als Ketama und ist auch im tiefsten Winter, der hier eher ein zarter Frühling ist, voll mit Touristen. Und das sind dann nicht nur an Hasch interessierte Leute, sondern auch asiatische Reisegruppen, Rentner im Wohnmobil und sonstige Nichtkiffer. Aber es läuft was, selbst in der Nichtsaison. Die Restaurants und

Hotels sind gut belegt, Straßen und Märkte voll, die Häuser frisch gestrichen, und rund um die Stadt herrscht rege Bautätigkeit.

Seit meinem letzten Besuch, der erst ein paar Jahre her ist, hat sich extrem viel verändert hier. Nicht nur in Chawen, sondern im ganzen Rif. Staudämme wurden gebaut, Windräder versorgen das große Tetouàn mit Energie, neue Straßen, Busbahnhöfe, Krankenhäuser ...

Marokko investiert massiv in seine Infrastruktur, und auch Marokkaner tun das, gerade in der Gegend von Chefchaouen. Und so auch mein nächster Herbergsvater, auch er heißt Rachid und hat, wie sein Namensvetter aus Ketama, eine spanische Vergangenheit. Alkhalifa heißt sein Hotel, fantastisch gelegen mit herrlicher Sicht auf die Stadt und die Berge rundum. Nicht ganz billig, aber mit Heizung, perfektem WiFi, Frühstück und einem der nettesten Menschen, die ich bislang auf dieser Reise kennenlernen durfte.

Rachid ist ein wohlhabender Mann, und ihm kaufe ich die Geschichte von einem Restaurant, das er 20 Jahre auf Mallorca betrieben und schließlich gewinnbringend veräußert hat, eher ab. Mit welchem Geld er als marokkanischer Einwanderer das mallorquinische Restaurant allerdings dereinst erworben hat, hätte ich zu gerne gewusst. Ich habe da so einen Verdacht, verkniff es mir aber, ihn zu fragen.

Jedenfalls ist das Alkhalifa eine betreuerfreie Zone. Rachids Fürsorge beschränkt sich auf das Hoteltechnische, und auch sein Personal hält sich angenehm zurück. Ich bekomme einen Begrüßungs-Tee, darf, bis mein Zimmer fertig ist, ohne Kritik eine Tüte im Foyer rauchen, werde einfach so behandelt, wie ich es mag, nämlich in Ruhe gelassen.

Zumindest innerhalb des Hotelgeländes. Denn davor hat mich schon bei der Ankunft ein Betreuer erspäht, der nur geduldig warten muss, bis sich der Neuankömmling endlich nach draußen bequemt.

Geraucht, getan ... kaum das massive gusseiserne Tor zugeknallt, schon strahlen mich zwei freundliche Augen aus grenzdebilen Gesichtszügen an: »*Salamaleikum ... Germany?*«

Aha, auch Rachid II oder dessen Entourage tragen wichtige Informationen nach außen. Wobei ich durch den Joint an der Rezeption meinen Anteil sicher beigetragen habe. Wie auch immer, ich bin nicht zum ersten Mal hier, und irgendwie weiß nach kurzer Zeit sowieso jeder, was ich gerne tue. Also Scheiß drauf und mal schauen, wie debil mein vermeintlich neuer Betreuer wohl ist. »*No, no, Germany!*«, raunze ich – den Entrüsteten spielend, gefolgt von einem inbrünstigen »*Russia*«.

Kleine Scherze öffnen, wie gewisse Sprachkenntnisse, oft die Herzen der Leute, und Betreuer sind viel zu clever, um keinen Humor zu haben. Dieser aber überraschte mich dann doch, indem er in seiner von ihm nur wegen seines Aussehens unterstellten Minderbemitteltheit mit einem perfekt klingenden »*Dobry den, dovarisch*« (»Guten Tag, Genosse«) antwortete.

Aber hallo ... *chapeau!* Die Punkte gehen nach Marokko, besser gesagt an Momo, wie ich ihn fortan nennen sollte.

Schnell merkte ich, dass Momo alles andere als ein Trottel war, sondern ein altgedienter Haschischvermittler, der eben auch Kunden aus Russland betreut und sich deshalb auch deren Sprache annimmt. Denn auch die gibt es mittlerweile im Rif, wie auch welche aus China (»*Ni hao*«) oder Japan (»*Konitchiwa*«). Und schon wieder wären wir bei der Globalisierung gelandet.

Mein Russen-Scherz kam jedenfalls an, und Momo war mir sympathisch. Schade nur für ihn, dass er keine guten Geschäfte mehr mit mir machen konnte. Da ich bei Kaufoptionen einfach nicht widerstehen kann und ich gerne auch mal geneigt bin – wie kurz davor in Ketama – lästig werdende Betreuer durch ein kleines Geschäft ruhigzustellen, sprich loszuwerden, wurden meine Vorräte seit Ankunft in Marokko jeden Tag größer. Einfache Rechnung: Drei Gramm Verbrauch pro Tag, zehn Gramm kaufen, macht 80 Gramm Überschuss in zehn Tagen. Genug für einen weiteren Monat Marokko ohne jeglichen Beschaffungsstress.

Theoretisch wenigstens, weil es auch Momo schaffte, mir zehn Gramm zu verkaufen – da er mir so sympathisch war. Nochmal drei Tage Restrauchzeit.

Wie gesagt, ich konnte keine Qualitätsunterschiede feststellen, egal ob in Nador, Al Hoceima, Ketama oder jetzt in Chefchaouen. Alles derselbe Genpool, der gleiche Boden und dieselbe Sonne. Und kein Betreuer wagte es, mich wirklich betrügen zu wollen. 50 Cent oder ein Euro hin oder her hat nichts mit Betrug zu tun, sondern ist eben Verhandlungssache.

Wie man seine beträchtlichen Haschischvorräte allerdings bedeutend schneller als durch mühsames Wegrauchen los wird, lehrte mich ein kleiner Vorfall, der mir tags darauf passierte, als ich nichtsahnend gemütlich beim Frühstück saß, während das eifrige Serviceteam des *Alkhalifa,* sprich Mama und Schwester vom Chef, sich unaufgefordert an die profunde Reinigung meines Zimmers machten. Normalerweise kommen die erst – wenn überhaupt –, nachdem man gefrühstückt hat und dann das Hotel für irgendwelche Aktivitäten verlässt, nachdem man sein Zimmer einigermaßen aufgeräumt, also zumindest die Vorräte etwas versteckt hat.

Aber dieses Mal lief es etwas anders. So befand sich mein Zeug lose in einer alten Plastiktüte, voll mit Erdnussschalen, leeren Coladosen, Kippenschachteln und ähnlichem Müll ...

Und ich konnte es den Mädels nicht einmal übelnehmen, dass sie in ihrem Fleiß eben diese Tüte, die offensichtlich voller Müll war, schwuppdiwupp entsorgten.

Und das ging wie folgt: Um meine schöne Tüte wieder zu verwenden, leerten die Damen vom Roomservice ihren Inhalt inklusive der ca. 80 Gramm unverpackten Shits in einen großen schwarzen Müllsack, in dem sich der gesammelte Müll des ganzen Hotels inklusive Essenresten, Küchenabfällen und verschissenem Klopapier (das soll man ja nicht herunterspülen) befindet. Dieser schwarze Sack wird dann zusammen mit all den anderen schwarzen Müllsäcken aus der Nachbarschaft in einen großen Container geworfen, der am Straßenrand steht und von der lokalen Müllabfuhr geleert und auf die Deponie gebracht wird.

Oh Gott, Mädels, was habt ihr bloß angerichtet? Nachdem ich endlich den Ablauf der Entsorgung detailliert nachvollzogen hatte, stand ich ziemlich ratlos vor besagtem Container, in dem sich etwa 20 große schwarze Müllsacke befanden. Die Suche nach dem Shit im Müllhaufen, sozusagen. Sollte ich mir das wirklich antun? Hier als 53-jähriger Tourist am hellichten Tag den Müll des ganzen Viertels durchstöbern? Wegen 80 Gramm?

Nicht verzagen, den Betreuer fragen! Sie stehen ja meistens da, wenn man sie nicht wirklich braucht, aber in diesem Fall schickte mir der hier zuständige Allmächtige genau die Person, die sowieso auf mich lauerte: Momo.

Ich schilderte ihm mein kleines Problem, was ihn verständlicherweise erstmal in den Zustand ausgesprochener Heiterkeit versetzte.

Dann erbarmte er sich meiner und bot mir an, für einen Finderlohn von 100 Dirham (ca. 9 Euro), die Stecknadeln aus dem

Heuhaufen herauszusuchen. Ich solle derweil einen Kaffee trinken gehen, es würde bestimmt nicht lange dauern.

Und es dauerte tatsächlich keine halbe Stunde, dann hatten zehn wuselige Nachbarschaftskinder für einen Finderlohn von zehn Dirham den kompletten Müll durchwühlt und die versehentlich entsorgten Drogen gefunden. Stück für Stück kam da zum Vorschein, zur allgemeinen Freude aller Protagonisten und baff staunenden Anwohner und Passanten, die so eine Aktion auch noch nicht oft erlebt hatten.

Klasse gemacht, Momo, ich gab ihm 200.

Ich liebe sie einfach, die Betreuer.

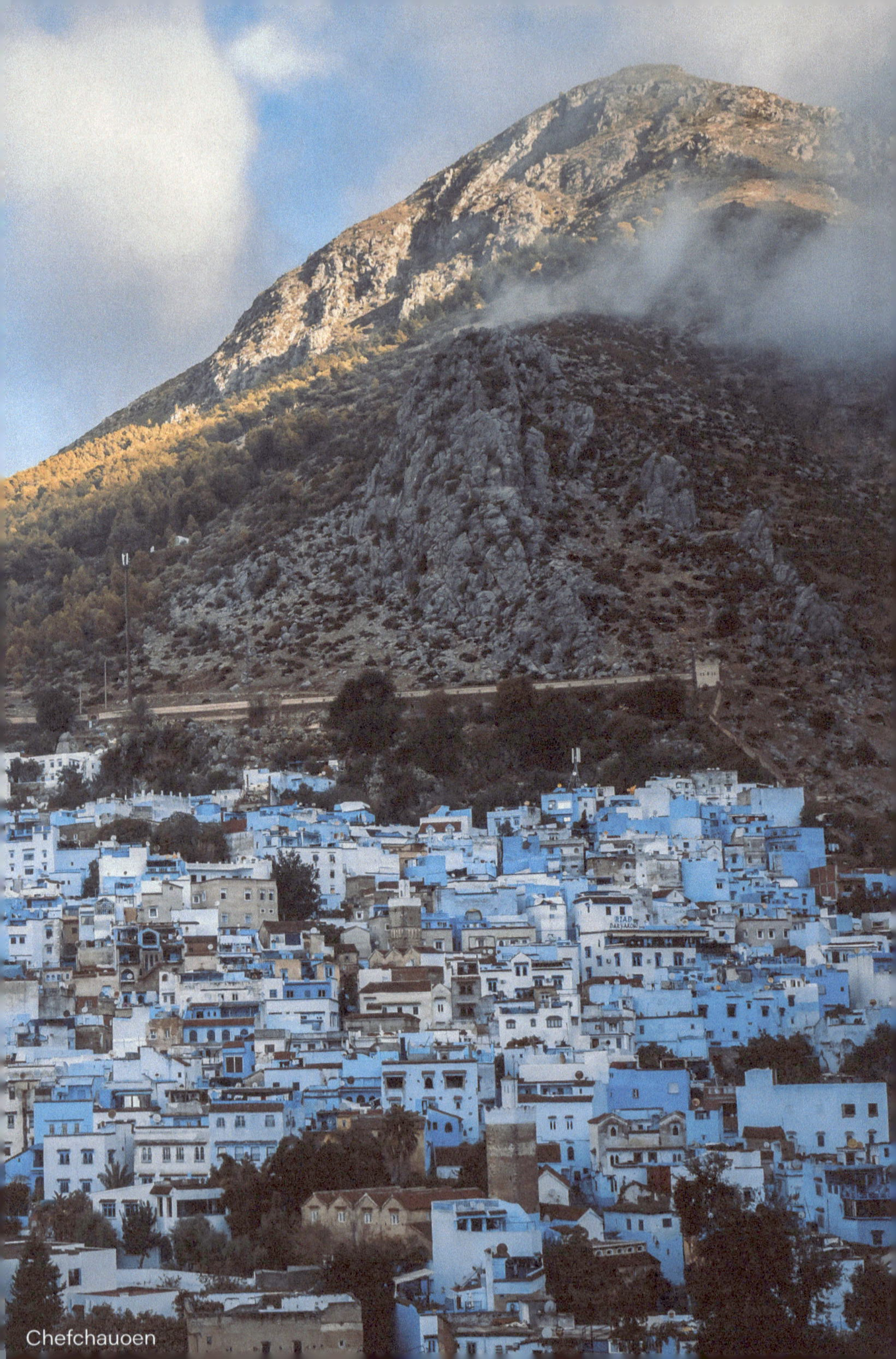

Chefchauoen

Highway ins Rif

Marokko

Januar 2023. Ich habe mich in mein andalusisches Teil-Exil zurückgezogen und harre wieder der Dinge, die da kommen werden. Erst die Seuche, jetzt der Krieg. Das macht auch im sonnigen Süden Spaniens so langsam echt keinen Spaß mehr. Scheiß-Zeiten!

Habe mir deshalb ein striktes TV-Verbot auferlegt, welches ich – ich muss es zugeben – dann doch für das ein oder andere WM-Spiel gebrochen habe.

Aber ansonsten bemühe ich vor allem den Vogel Strauß in mir und stecke den Kopf so tief es geht in den Sand. Getreu dem Motto: Keine Nachrichten sind wenigstens keine schlechten Nachrichten.

Natürlich bin ich online und bekomme trotzdem mit, was los beziehungsweise was immer noch nicht los ist, wie beispielsweise die bevorstehende Cannabislegalisierung in Deutschland. Die Hoffnung stirbt zuallerletzt ...

In anderen Ländern geht das offensichtlich einfacher. Kanada, Uruguay, die halbe USA und jüngstens Thailand. Und auch aus Marokko kamen unlängst Signale, dass auch dort eine Trendwende eingeläutet wird.

Konkret gesagt, hat Marokko im März 2022 mit dem Gesetzentwurf Nr. 13.21 den Anbau von medizinischem Marihuana legalisiert. Das Gesetz nennt explizit drei Provinzen (Al Hoceima, Chefchaouen und Taounate), in denen Cannabis angebaut werden darf. Also das legendäre Rif-Gebirge ...

Höchst interessant jedenfalls, und mit dem Abpfiff des glorreichen Spiels meiner marokkanischen Lieblingsmannschaft gegen die arroganten Spanier fasste ich den Entschluss, mein behagliches andalusisches Schneckenhaus zu verlassen und das Mittelmeer Richtung Süden zu überqueren.

Tanger. *Good old Tanger.* Da sind wir also wieder. Alles scheint normal. Die Sonne sowieso. Die legendäre marokkanische Hafenstadt an der Straße von Gibraltar hat ja schon lange viel von ihrem Reiz verloren, indem 80 Prozent des Stadtgebiets und die ganze Strandpromenade neu bebaut wurden. Architektonisches Vorbild sind die USA, daher auch McDope und KFC und andere. Muss man ausblenden, wenn man das alles noch von vor 40 Jahren kennt, und vielleicht auch zähneknirschend akzeptieren.

Immerhin blieb ja am Rande der ganzen Moderne noch die Kasbah (Medina) erhalten, und die ist seit Jahrhunderten mehr oder weniger unverändert. Enge Gassen, geschäftiges Treiben und ein chaotisch wirkendes Durcheinander, das aber in Wirklichkeit bestens organisiert ist.

Erste Anlaufstation: das altehrwürdige Café Baba in der unscheinbaren Rue Zaitouni, wo 1967 schon Mick Jagger und Keith Richards ihre Tüten gebaut haben. Der Tee kostet einen Euro, die Hausmarke Dope etwa fünf. Recht viel für Marokko, aber dafür empfängt einen der freundliche Dealer direkt am Eingang und man kann hier in Allahs Ruhe und im Kreise marokkanischer und ausländischer Artgenossen seinen Joint und die großartige Aussicht über die Altstadt Tangers genießen. Genialer Ort, 70er Jahre reloaded.

Das Piece ist nicht schlecht, etwas bitter im Geschmack, aber es brutzelt und blubbert schön beim Erhitzen. Gemeinhin ein sicheres Qualitätsmerkmal.

Weiterreise ins Rif – na klar. Mal schauen, wie es den Kollegen dort nach dem Lockdown und dem kompletten Zusammenbruch

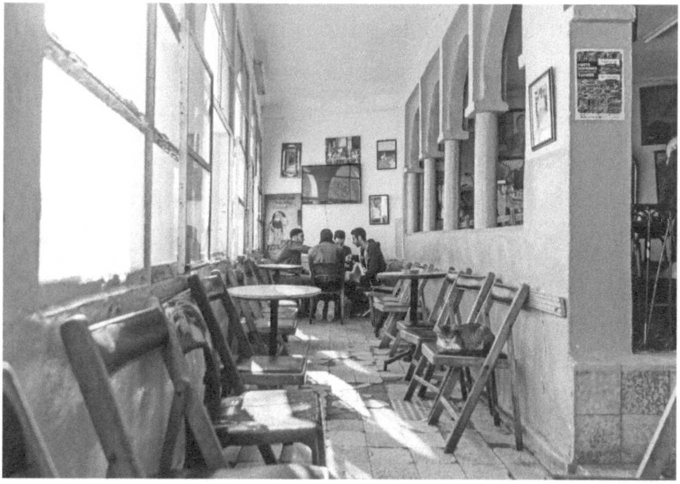

Café Baba, Tanger

des Tourismus so geht. Das Rifgebirge beginnt kurz hinter der Königsstadt Tetouán, und die erste Anlaufstation ist das berühmte **Chefchaouen,** runde 110 Kilometer entfernt. Früher eine beschwerliche Zwei-Stunden-Fahrt auf einer üblen Straße mit unzähligen Schlaglöchern und nicht minder lästigen Polizeikontrollen. Heute ist die Strecke bis auf ein etwa zehn Kilometer kurzes Teilstück vierspurig ausgebaut, was die Fahrt ins Herzchakra der marokkanischen Haschischproduktion auf eine Stunde und null Checkpoints reduziert. Der Highway ins Rif, im wahrsten Sinne des Wortes.

Feine Geste vom marokkanischen Staat, die endlich mal auszubauen, nachdem jahrzehntelang das Rifgebirge und die Menschen dort wegen ihrer kriminellen Machenschaften null Unterstützung und erst recht keine neuen Straßen bekommen haben. Es tut sich also was, und die Moderne zieht unweigerlich langsam auch in diese Region ein, nachdem sie im restlichen Marokko längst Einzug gehalten hat.

Passt ja ins Bild der Cannabislegalisierung, denke ich, das Rif und seine landwirtschaftlichen Schätze werden jetzt in das marokkanische Wirtschaftsleben integriert.

Ich checke im legendären Hotel Parador direkt am Fuße der Kasbah der »Blauen Stadt« ein. Generationen von Haschhändlern hat das selbsternannte 4-Sterne-Hotel schon beherbergt und noch immer stehen die Luxusschlitten deutscher Herkunft und mit holländischen oder spanischen Kennzeichen auf dem hoteleigenen Parkplatz.

Auch mich hält man für einen Dealer aus Europa, der sich das vermeintlich beste Hotel des Ortes leisten kann, und so werde ich vom Personal des Hauses geradezu überschwänglich begrüßt und hofiert.

Hammer! Die kennen mich noch von früher, zumindest der Dicke am Eingang, Senor Haag hier und Mister Haag da. Und wenn ich irgendwelche Wünsche habe, bitte gleich Bescheid geben!

Ein bald 60-Jähriger muss ja aus geschäftlichen Gründen hier sein und nicht bloß zum banalen Haschrauchen, denken die. Und Geschäftsleute sind Ehrenleute, egal, mit was sie ihre Geschäfte betreiben.

Gefällt mir irgendwie. Das war auch schon mal anders in meinem Leben, da wurde ich an den Rezeptionen aufgrund meines Erscheinungsbildes abgewiesen. (Was für ein Segen, als man dann endlich online buchen konnte.)

Hübsches Zimmer mit Heizung, Badewanne und direktem Blick auf den umtriebigen Plaza el-Majzen, wo die Kleindealer wie eh und je rumlungern und ihr Dope, Gras und Opium, anbieten, sprich: auf Touristen lauern. Neuerdings fährt ab 11 Uhr ein Polizeibus vor und bleibt bis zum Feierabend da stehen. Aber die Herren von der *Sûreté nationale* verlassen ihre Karre nie, höchstens, um vielleicht mal einen Tee trinken oder Zigaretten kaufen zu gehen. Die interessieren sich nicht für die Fuzzies, die da rumdealen und die sowieso jeder kennt. Das ist eine symbolische Zuschaustellung polizeilicher Präsenz, wahrscheinlich, um den wenigen Touristen, die sich zurzeit hier aufhalten, ein Gefühl der Sicherheit zu vermitteln. Völlig unnötig natürlich, Chefchaouen ist und war immer völlig sicher, hier lassen die Ausländer ihr Geld freiwillig da.

Schön, alles also soweit beim Alten. Das Piece aus Tanger geht langsam aus, und ich bin mit einem deutschen Landsmann verabredet, der hier – nicht ganz freiwillig allerdings – seit Jahren lebt und sich entsprechend auskennt.

Uli heißt er, aus dem Rheinland kommend und während des Corona-Lockdowns in Chefchaouen gestrandet. Seine Aufenthaltsgenehmigung ist schon lange abgelaufen, aber noch immer gilt in Marokko der Pandemie-Notstand, was Uli offenbar davor bewahrt, verhaftet und abgeschoben zu werden.

Wir treffen uns im *Ali Baba*, dem Guesthouse, das Uli sein Eigen nennt, und wo man für wenige Euros in einfachem aber urgemütlichen Umfeld wohnen kann. Tolle Aussicht auf die Stadt und die Berge auf der Dachterrasse. Uli serviert Tee und marokkanische Prinzenrolle für den süßen Zahn, und dann präsentiert er mir die kleinen Spezereien, die es zurzeit bei »seiner Familie«im Rif-Gebirge so gibt.

Es hat sich in der letzten paar Jahren einiges geändert hier, vor allem, was die Genetik der zur Haschproduktion benutzten Hanfpflanzen betrifft. Kamen die Samen einst überwiegend aus Pakistan oder von den eigenen Pflanzen, so wird heute vermehrt auf westlichen Hightech, sprich: Saatgut aus Kalifornien, Kanada und den Niederlanden gesetzt. Und die haben ihren Preis: 1 Kilo US-Seeds kosten zur Zeit 50 000 Dollar. 1 Euro pro Pflanze also etwa, sofern sie zu 100 Prozent feminisiert sind und alle keimen.

Viele Bauern und Exporteure setzen inzwischen auf diese Genetik. Gerade am beliebtesten ist »Nicole Kush«, schmeckt klasse, tatsächlich irgendwie nach Hindukush und Afghanistan, hämmert wie die Sau und kostet in Kleinmengen (und wenn man Leute wie Uli kennt) 25 Dirham das Gramm. *Allah-Allah!* Was für ein geiles Material.

Traditionalisten oder diejenigen, denen »Nicole« einfach zu stark oder möglicherweise zu teuer ist, greifen auf das herkömmliche Material, »Beldi« genannt, zurück. Das kostet halb so viel, ist eine deutliche Spur leichter und schmeckt, wie Marokkaner halt schmeckt. Ich nehme mal an, das ist der Stoff, den ich auch in Tanger bekam und der bei uns als »Platte« gehandelt wird.

Natürlich gibt es diverse Untersorten und zahlreiche andere Bezeichnungen, entscheidend aber ist halt immer noch, welche Siebung man bekommt. Die erste ist die beste und selten für den Export oder Touristen bestimmt. Aber ich bin ja, wie gesagt, in allerbesten Händen und lasse mir für 50 Euro von beiden Sorten geben. Weitaus mehr, als ich in den geplanten zwei Wochen hier jemals rauchen kann.

Was für ein gemütlicher und erfreulicher Winternachmittag auf Ulis Dachterrasse bei 22 Grad, strahlendem Sonnenschein und mit dem feinsten Dope, das man hier weit und breit finden kann.

Die Tage vergehen in süßer Lethargie. Es ist Regen in den Bergen angesagt und ich beschließe, ein paar Tage ans Meer zu fahren. **Martil,** der Stadtstrand von Tetouán, lautet Ulis Empfehlung für eine nahegelegene Abwechslung vom allgemeinen Müßiggang Chefchaouens.

Das »*Grand Taxi*« kostet 35 Dirham (3,50 Euro) und dauert

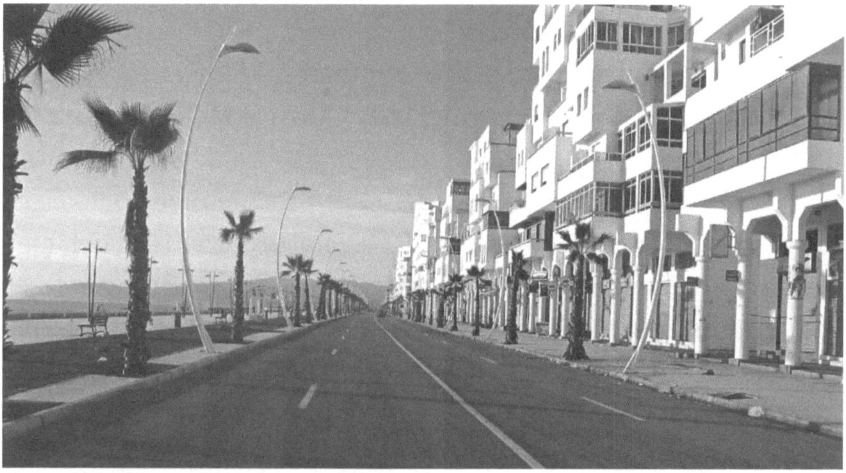

Strandpromenade In Martil (Stadtstrand von Tetouán)

eineinhalb Stunden. Ist nicht die schlechteste Methode, mit einem Sammeltaxi zu fahren, zumal diese bei den Polizeikontrollen, die am Ortsausgang von Chefchaouen beziehungsweise Ortseingang von Tetouán generell durchgewunken werden. Unnötige Paranoia, ich weiß. Ich habe bei allen meinen Reisen noch niemals in Marokko irgendwelche Probleme mit der Polizei gehabt, und dennoch habe ich nach all den Jahren noch immer ein ungutes Gefühl, wenn ich mit einem fetten Bollen Shit in der Hosentasche durchs Land reise. Das kriegste nicht mehr raus.

Im Kleinbus zwischen alten Männern und harmlosen Marktfrauen fühle ich mich da einfach am wohlsten. Da kann man den ganzen Rucksack voll mit Dope haben, Minibusse werden nie kontrolliert.

Martil also. Cap Negro, um genau zu sein. Zehn Kilometer kerzengerade mit Palmen verzierte Strandpromenade. Kinder spielen Fußball und ein paar Frauen sitzen in langen Kleidern und mit Kopftüchern am Wasser und machen Picknick.

Ziemlich tote Hose. Im Unterschied zu Chefchaouen überhaupt keine Touristen zu sehen, zumindest keine europäischen, und die meisten Restaurants und Bars haben jetzt im Winter auch geschlossen.

Auch recht. Der Kollege an der Rezeption meiner Absteige ist jedenfalls ein Menschenkenner, der mich bereits am Geruch meiner Kleidung entlarvt: »*Tu fumes hachis?*« fragt er lachend. Aber bitte nur auf dem Balkon. So sei es. Ich schenke ihm ein Gramm von Ulis Dröhner, das hat noch nie ein Tourist gemacht. Er küsst mir fast die Füße vor Freude. Ein Freund fürs Leben!

Während es keine 60 Kilometer entfernt an allen Ecken und Enden nach Haschisch riecht und die Dealerfrequenz etwa fünf Subjekte auf zehn Meter Fußgängerzone beträgt, muss man hier im mondänen Martil schon ganz genau schauen, wenn man eine Szene sucht. Hier lungert niemand »Pssst-Pssst, *Mister*« säuselnd vor den Augen der Polizei rum, hier wohnen eher die Großdealer in schicken Hotels und gönnen sich und ihren Damen, je reicher übrigens umso weniger mit Kopftuch, einen kleinen, aber feinen Luxusurlaub.

Es ist auch hier kalt geworden, richtig garstig sogar, und ich verlasse das zwar irgendwie beschauliche, aber im Grunde stinklangweilige Martil so, wie ich gekommen bin: mit einer weiteren kleinen Gabe an meinen Freund von der Rezeption, gut stoned und völlig unauffällig mit dem Sammeltaxi.

Das nächste Ziel ist ja nicht wirklich weit entfernt, das könnte ich notfalls auch zu Fuß erreichen: **Tetouán,** das Weltkulturerbe, in dessen angenehmen Klima König Mohammed XI. immer seinen Sommerurlaub verbringt. Tetouán ist vor allem für seinen Souk[3] bekannt, zu dessen Füßen ich eine feine und günstige Absteige finde.

---

3 Geschäftsviertel in arabisch-orientalischen Städten

Die durchaus malerische Altstadt ist aber nicht das Ziel meines Zwischenstopps in dieser großen und lauten Stadt; mein Interesse gilt einem »Cannabisladen«, der hier laut Internet seine Waren anbietet und wo ich mir weitere Informationen in Sachen Legalisierung erhoffe.

Punkt 14 Uhr finde ich in der Rue Abdul Karim Al-Khattabi das schnuckelige Geschäft mit dem nicht minder hübschen Namen *Alaisdiqa Illaeshab Altibiyu* (الاصدقاءللاعشاب الطب), was übersetzt »Medizinische Kräuterfreunde« bedeutet.

Okay. Da bin ich jetzt mal echt gespannt. Ich betrete das Geschäft, das eher wie ein stinknormaler Kräuterladen aussieht, den es in Marokko zu Tausenden gibt, und zeige dem Chef auf meinem Handy den Google-Hinweis, der seinen Laden als Cannabis-Händler auszeichnet. Er spricht leider keine Fremdsprachen und hat überhaupt keinen Plan, was da dieser komische Ausländer eigentlich will. Zum Glück bietet sich ein jüngerer Mann als Übersetzer an, dem ich erkläre, was ich suche. »*Non, non, mon ami!*«, die haben kein Cannabis, das ist ein Missverständnis. Allgemeine Erleichter- und Erheiterung. Aber wenn ich was zum Kiffen möchte, dann möge ich in den Zigarettenladen rechts daneben gehen. Der verkauft *kif*, also das traditionelle marokkanische Gras des Kleinen Mannes.

Das tue ich natürlich und bekomme für 10 Dirham, also gerade mal 1 Euro, eine Handvoll grünes, bröseliges Pflanzenmaterial, originales *kif* eben. Kaum Geschmack und kaum Wirkung, obwohl ich alles pur in einer einzigen dicken Tüte verrauche.

Okay, so viel zum Thema Cannabisladen in Tetouán, das ist dann doch noch etwas Zukunftsmusik und mal wieder eine gnadenlose Falschinformation vom Big Brother.

Also doch wieder zurück nach Chefchaouen. Habe ja noch einen weiteren Besuch zu erledigen. Wieder bei einem Landsmann, einen schwäbischen sogar: Thomas aus Reutlingen, seines Zeichens Weltenbummler und seit zwölf Jahren Hausbesitzer inmitten Chefchaouens. Auch Thomas ist verheiratet mit einer Thai, die allerdings gerade auf Heimaturlaub ist, und macht einen tiefenentspannten Eindruck. Er hat schon vor 20 Jahren hier mitten in der Kasbah ein großes Haus erworben und das mittlerweile nach seinem Geschmack umgebaut. Gefällt mir gut!

Und natürlich sitzt man auch hier zum Guten-Morgen-Smoke-In auf der Dachterrasse. Thomas raucht Kif aus seiner Sebsi, ich von seinem Schwarzen, der offenbar seinen Gästen vorbehalten ist. Ist ihm zu stark, wenn man den ganzen Tag raucht, meint er lachend. Kann ich inzwischen etwas nachvollziehen! Besuch von Mohamed, seinem betagten Nachbarn, der ganz gut Deutsch spricht, besinnliche Altherrenkifferrunde im Frühtau über den Dächern der Kasbah.

Okay, jetzt will ich es doch genauer wissen, es sitzen ja zwei Kenner der Sache in meiner Runde. Wie läuft das jetzt mit dieser Legalisierung hier?

Mmmmhhh, man weiß es nicht so genau. Tatsache ist, dass die Haschbauern im Rif nun Lizenzen erwerben können, um medizinisches Cannabis legal anbauen zu dürfen. Medizinisches! Also, THC-haltig ist okay, aber Hasch darf daraus nicht hergestellt werden, denn Cannabis als Freizeitdroge bleibt weiterhin illegal.

Nicht wirklich schlimm illegal, aber auf alle Fälle nicht richtig legal und die Hoffnung auf ein zweites »thailändisches Wunder«, wie ich das mal nennen will, kann man getrost begraben. Legale Coffeeshops wird es hier erst mal nicht geben.

Auch egal, niemand stört sich hier daran, und sollte das Unwahrscheinliche dann doch mal passieren und man wird von einem Bullen erwischt, so ist das auch nicht wirklich ein Problem. Die ortsübliche Bestechungssumme für Cannabisbesitz liegt bei 50 Dirham.

Tatsächlich wurden allerdings bereits erste jung-dynamische Start-Upper in Chefchaouen und im Rif gesichtet, die wohl in Sachen Cannabis unterwegs waren. Mal schauen, wer da das Rennen macht.

Aber das ist alles nicht ganz so einfach bei unseren marokkanischen Freunden, und wenn ich so die ganzen Regeln und Vorschriften lese, die da alle beachtet werden müssen, um legal medizinisches Cannabis zu produzieren, gehe ich mal davon aus, dass noch viele Jahre ins Land streichen, bis das hier wirklich eine Rolle spielt. Die in- und ausländischen Investoren lauern aber sicher schon und es tut sich was.

Ich werde bei Gelegenheit wieder mal vorbeischauen und stelle resümierend fest, dass der Highway ins Rif einstweilen vor allem der Highway in die ewigen Haschgründe bleiben wird. Und das ist irgendwie auch gut so. *Alhamdullilah!*

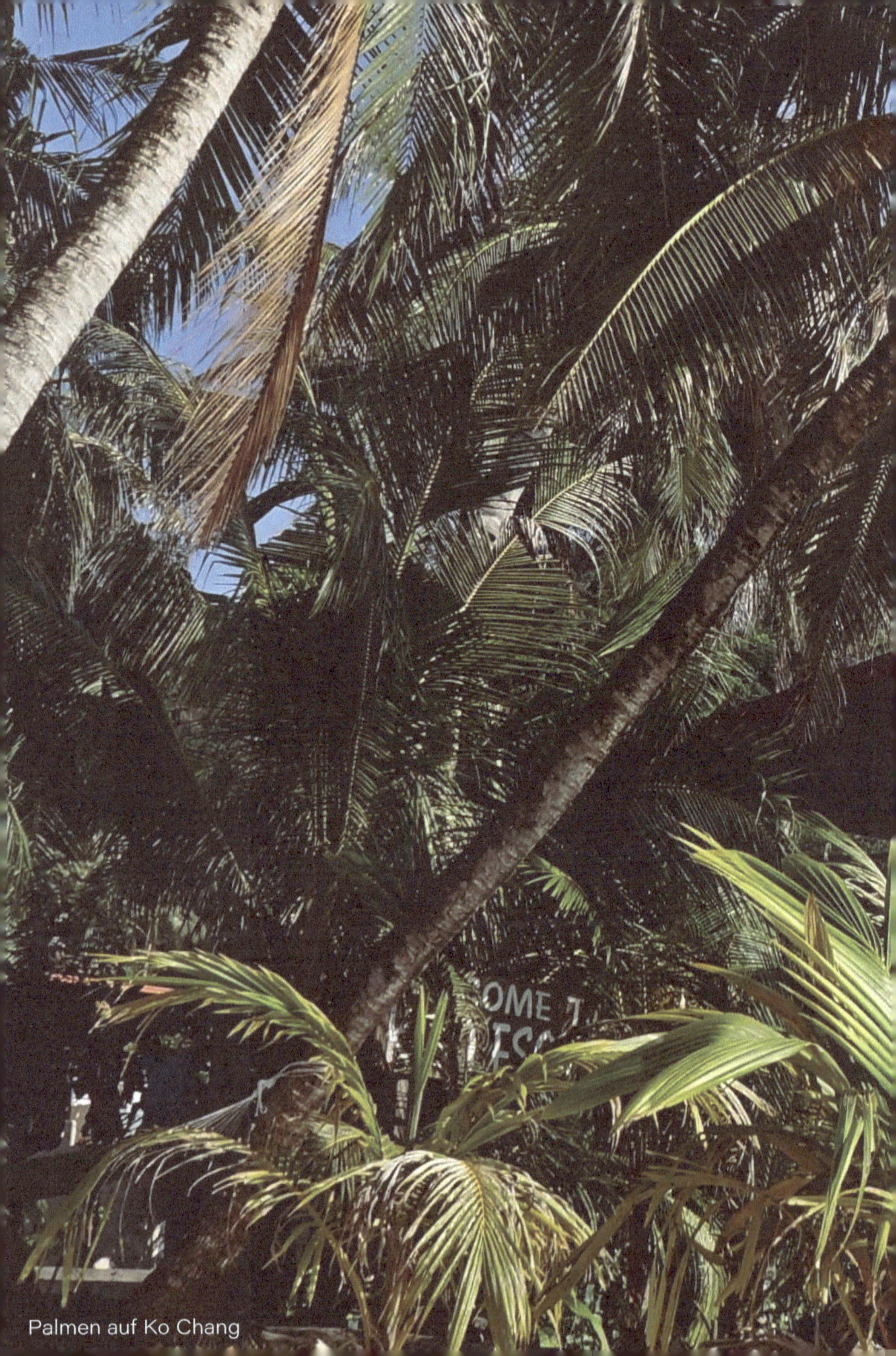

Palmen auf Ko Chang

Abendmahl für Joshi
Ko Chang (Thailand)

Es war Regenzeit auf **Ko Chang,** als ich Joshi kennenlernte. Ich weiß nicht, was den 24-jährigen schniеken Japaner bewegt hatte, ausgerechnet dieses verlassene Eiland im äußersten Südosten Thailands zu besuchen, denn er gab ein ziemlich albernes Bild ab, wie er mit seinem Khaki-Anzug, vietnamesischem Reisbauernhut und einem Samsonite-Koffer mit Rollen mühevoll vom Zehn-Uhr-Boot kletterte und schließlich keuchend über den Strand watete. Ko Chang war seinerzeit ein weißer Fleck auf Thailands touristischer Landkarte.

Ich hauste mit meinem alten Kumpel Martin und den beiden australischen Mädchen Charly und Nu in heruntergekommenen, aber urgemütlichen Bambushütten am Strand.

Außer baden, im Dschungel wandern oder am Strand in der Sonne zu braten (eh nicht so mein Ding), gab es wenig zu tun, doch selbst dies machte bei dem herrschenden notorischen Nordost-Monsun nur beschränkt Freude.

So saßen wir vor, während und nach den Regengüssen mit Vorliebe auf der kleinen Veranda vor meiner Hütte, widmeten uns dem Gitarrenspiel und inspirierten uns mit den Kräutern, die vom einarmigen Mäo (»Haiunfall« sagt er, »Highunfall« mit dem Motorrad, sagen die anderen) im einzigen Laden der Insel unter der Theke verkauft wurden und warteten eben auf das Fischerboot, welches den Personenverkehr mit dem Festland aufrechthielt, sofern es Meister Monsun zuließ.

Wie an jenem bemerkenswerten Morgen, als Joshi auftauchte. Natürlich konnten wir uns beim Anblick des triefend nassen Neuankömmlings einer gewissen Schadenfreude nicht erwehren, die schließlich in die weltbewegende Frage mündete, ob ein Samsonite-Koffer nun wasserdicht sei oder nicht. Auf die Idee, dem armen Kerl zu helfen, kamen wir indes nicht, sondern stimmten viel lieber die legendäre Schwoißfuaß-Hymne »Mit Neckermann zu Rastaman« ein. Was ja irgendwie auch passte.

Tja, da stand er nun am Strand, wie der sprichwörtliche begossene Pudel und schaute recht betreten in das mit Palmen gesäumte Halbrund der Bucht.

»Huhuu«, Nu kicherte mehr, als dass sie sprechen konnte, und fuchtelte wild in Richtung Strand. *»Huhuu, we are here!«*

Der Mann aus Fernost zuckte kurz zusammen, als ob er mit allem gerechnet hätte, nur nicht mit der Anwesenheit humanoiden Lebens, machte sich dann aber schnurstracks auf die wohl beschwerlichsten 50 Meter direkt zu meiner Hütte. Unbarmherzig bohrten sich die Plastikräder des schwarzen Koffers in den knöcheltiefen Sand, und bis er uns erreicht hatte, flossen Sturzbäche aus Schweiß aus Joshis Strohhut.

»Hello, I am Joshi and I am looking for a hotel«, stellte er sich brav der bekifften Meute vor.

Eine dämlicheres Anliegen hätte er nun wirklich nicht vorbringen können und erntete allgemeines Gekicher. *»Aircondition or Van?«*, so meine Gegenfrage als Antwort, gefolgt von einem ausgeprägten Kiffer-Lachanfall, denn es gab seinerzeit hier am Strand weder Hotels noch Ventilatoren oder gar Kältemaschinen, sondern eben nur ein paar windschiefe, verlauste Bambushütten, die weit verstreut über den Strand lagen.

Nachdem ich selbst über meinen (mittelmäßigen) Witz am meisten gelacht hatte und mir gewahr wurde, dass Asiaten eventuell ein nachhaltiges Problem damit haben, wenn über sie gelacht wird (Stichwort Gesichtsverlust), besann ich mich meiner guten

Kinderstube, entschuldigte mich für mein albernes Verhalten *(»too much weed«)* und erklärte Joshi mit einfachen Worten, dass er sich bereits im einzigen Hotel der Insel befindet.

Es sind noch Hütten frei. Welcome to Ko Chang. Der Chef liegt in der Hängematte.

Ein Hauch von Entsetzen zog über das rundliche, schweißgetränkte japanische Gesicht. Joshi nahm seine Brille ab, als ob er das Grauen lieber gar nicht sehen mochte, dann stellte er die Frage, die wir eigentlich alle insgeheim erwartet hatten. Und zwar die nach dem Boot zurück zum Festland. »Morgen früh um zehn«, sofern nicht zu viele Winde weh'n.

Fuck, Joshi, jetzt biste gestrandet. Joshinson Crusoe sozusagen (der Gag fiel mir leider damals nicht ein, das wäre ein richtiger Knaller gewesen).

»Take it easy, take a bong!«, zwitscherte unterdessen eine von den Mädels und hielt ihr im Dauerbetrieb befindliches grünes Bambusrohr hin. Er bedankte sich artig, ohne zu wissen, um was es überhaupt geht, aber wollte doch erst einmal seinen *»hotel room«* beziehen und sich frisch machen.

Ach ja, »frisch machen«, das war damals auch noch so eine Sache, denn das erfolgte in der einzigen Latrine hinten im Wald neben dem Dieselgenerator, der wenigstens in den Abendstunden für etwas Elektrizität sorgte ...

Ja, ja. Sehr rudimentär war das alles vor gar nicht allzu langer Zeit noch in Thailand. Und übrigens, Joshi, noch ein kleiner Tipp: *»Take care in the shithouse. There are snakes and scorpions.«*

Wieder so'ne kleine linke Sache, um jemanden den Spaß von vornherein zu vermiesen. Was man alles tut, um bei den Mädels anzukommen. Joshi verstand es glücklicherweise nicht oder wollte es nicht verstehen und bemühte also unseren Wirt aus seiner heiligen Ruhe. Der freute sich über einen neuen Kunden und wies dem Newcomer die beste Hütte am Ort zu, die »Präsidenten-Suite«, wie wir sie fortan nannten, die sich natürlich in keinster Weise von den anderen Unterkünften unterschied und im Wesentlichen aus einer versifften Matratze auf dem Boden und einem mit Heftpflaster notdürftig geflickten Moskitonetz bestand. Kaum eine halbe Stunde später stand Joshi wieder da, frisch gekleidet und gekämmt, und schien den ersten Schock doch ganz gut verdaut zu haben.

Nein, er schien sich sogar recht wohlzufühlen: *»It's like a fisherman hut in Japan. Very relaxing.«* Und schließlich ist es ja auch nur für eine Nacht ... Dann setzte er sich zu uns und begann zu erzählen.

Er hatte gerade fertig studiert und war dazu verdammt, die Computerfirma seines Vaters zu übernehmen. Er hatte Japan noch nie verlassen und sein Weltbild war entsprechend etwas, sagen wir mal, einseitig angelegt. Wie es sich für einen anständigen jungen karrierebewussten Japaner gehört, hatte Joshi natürlich auch noch nie Kontakt zu Leuten, die Drogen nahmen, geschweige denn, irgendetwas jemals selbst ausprobiert. Er trank ja nicht mal Alkohol.

Insofern waren wir Müßiggänger aus dem Westen tatsächlich eine Begegnung der dritten Art für ihn. Und er beobachtete neugierig ganz genau, was wir so trieben.

Inzwischen war ihm auch klar, dass wir *Hay-ma* rauchten, was in seiner Heimat damals als eine ungeheuerliche moralische Verfehlung angesehen wurde und wohl auch überwiegend immer noch wird.

Und so lehnte er freundlich, aber beharrlich jede Bong und jede Tüte ab, und es bedurfte eine ganze Weile der intensiven Beobachtung, bis er sich dann davon überzeugt hatte, dass *Hay-ma* doch nicht augenblicklich in den Wahnsinn treibt. Und im Laufe der Tage unseres Zusammenseins sollte sich sein Interesse an dem Kraut immer weiter steigern.

Ja, Tage! Es wurden Tage für Joshi. Weil die Götter des Wetters es nicht wirklich gut meinten mit ihm und das Boot von Laem Ngob, dem Festlandhafen, eben nicht kam.

Tja, irgendwie faszinierten wir Joshi ungemein. Diese deutsch-australische Hippiekommune, die den Herrgott einen guten Mann sein ließ und dem süßen Nichtstun frönte, passte so überhaupt nicht in das Weltbild, das ihm in seiner Heimat aufgezwungen wurde. Das Leben schien offensichtlich auch anders zu gehen.

Irgendwann platzte es dann aus ihm heraus: *»I like when you smoke! It brings positive feeling.«* Gut erkannt, Joshi. Und – hört, hört! – er würde er es ja gerne mal probieren, aber als Nichtmalzigarettenraucher geht das leider nicht.

Dem kann ja Abhilfe geleistet werden ...

Und am fünften oder sechsten Tag von Joshinsons Aufenthalt war es dann soweit: Charly hatte Geburtstag, und wir beschlossen, auch wegen unserem Nichtraucher, ein hanfiges Abendmahl zuzubereiten.

Eigens hierfür organisierten wir beim einarmigen Haiunfallopfer eine Unze vom besten, was es damals gab, nämlich sogenanntes Khmer-Gras, und beauftragten Manit, unseren Vermieter und Koch, den Stoff in das gemeinsame Abendmahl zu verteilen.

Joshi war völlig aus dem Häuschen. Endlich am gemeinsamen Drogenritual mit den neuen Freunden teilnehmen! Positive Feelings und so weiter. Und so begaben wir uns pünktlich zum Sonnenuntergang in Manits Strandbar und schlugen uns die Bäuche voll.

Gebratener Schwertfisch mit spicy Ganja-Ingwer-Füllung, danach mit Ganja-Erdnuss panierte Brathähnchen und zum süßen Abschluss Ganja-Pancake mit Früchten der Saison, also Bananen.

Es schmeckte alles köstlich, wie in Thailand so üblich, und Joshi hatte mit besonderem Appetit gerade seinen zweiten oder dritten

Pfannkuchen verdrückt, als das THC im gebratenen Schwertfisch offensichtlich zu wirken begann.

Interessant zu beobachten, wie ein völlig unbedarfter Mensch aus Ostasien sich mit einer massiven Überdosis Cannabis erstmals in die Welt des Drogenrauschs begibt.

Am Anfang zumindest.

Denn der war geprägt von einer halben Stunde ausgelassener Albernheit und den völlig erfolglosen Versuchen, die besten Witze, die er kennt, ins Englische zu übersetzen. Mein Gott, wie geil ist doch der erste Turn. Noch beneidete ich unseren japanischen Newcomer.

Aber wie schon angedeutet, sollte sich das dann doch flugs ändern. Denn nun folgte eine Phase, die sich mit »besorgniserregend« nur unzureichend beschreiben lässt.

Erst mal wurde es unserem Joshi schlecht. So übel, wie er es in seinem Leben wohl noch nie erlebt hatte.

»*I have to ...*«, konnte er gerade noch stammeln, dann kotzte unser Freund in einem satten Schwall das göttliche Abendmahl auf den glücklicherweise mit breiten Fugen ausgestatteten Holzboden unserer Beachbar.

»*Oh, I feel so sick ...*« Immer wieder jammerte es hinter Joshis nun schief hängender Nickelbrille hervor, und während sich unsere Mädels noch immer aufs Heftigste über den breiten Japaner amüsierten und einen *»digestion-spliff«* rollten, begann ich mich zu fragen, ob Joshi nicht doch etwas zu viel erwischt hatte.

Noch immer lag er auf dem Boden, doch nun hatte er begonnen, sich im eigenen Mageninhalt liegend zu krümmen und gutturale fernöstliche Urlaute auszustoßen.

»Ooohhh, Ahhhh, Eiiiii ...«, brachiale Schauer durchliefen seinen von traditioneller japanischer Erziehung asketischen Körper, und schließlich wimmerte er nur noch »I need to see a doctor! Help, help, help ...«

Joshi brauchte Hilfe, keine Frage. Aber auf Ko Chang gab es in diesen Tagen keine Hilfe und einen Arzt schon gleich gar nicht. Die nächste Krankenstation befand sich in Trat auf dem Festland, gut zwei Bootsstunden entfernt. Aber das mit dem Boot ist ja eh so eine Sache.

Was kann man tun? Unsere Australierinnen jedenfalls nichts, die rauchten ihre Verdauungs-Joints und amüsierten sich weiter über den armen Kerl, der nun sogar von heftigen Bauchkrämpfen gepeinigt wurde.

»There is no doctor on the island«, versuchte ich gekonnt, Joshi zu beruhigen. Super Spruch. Die Mädels fanden auch den oberlustig – Joshi, wie befürchtet, eher nicht.

Und abermals musste er sich übergeben und schließlich röchelte er nur noch *»I have to die! Oh God!«*

Also was tun? Nochmals versuchte ich es mit gutem Zureden: »Mein Freund. Du kannst vom Ganja nicht sterben. Die tödliche Dosis sind zehn Kilo, die dir aus dem fünften Stock auf den Kopf fallen.« Er verstand meine dummen Sprüche glücklicherweise nicht mehr, dafür kollabierten unsere beiden bekifften Aussie-Gänse vor Lachen beinah. Das nenne ich mal kollektive Empathie.

Also, was soll man da sagen? Noch niemand ist davon gestorben ... relativ ungiftig. Zumindest die ungiftigste Droge, die es gibt. Alles ganz harmlos!

Alles würde in seinen Ohren wie Hohn klingen, und ich hielt fortan meine Klappe.

Knappe 30 Gramm harztriefendes Khmer-Gras hatten wir zu fünft verspeist und ausgerechnet Joshi, der in seinem ganzen glücklichen bisherigen Dasein nicht ein Molekül THC in seinen Körper gelassen hatte, litt auch noch unter einer Art vorauseilenden *munchies* und fraß für drei. Das konnte eigentlich nicht gutgehen. Vorsicht, Falle!

Das war nicht okay von uns, denke ich heute.

Und auch unsere Wirtin, also Manits Frau, fand das Ganze überhaupt nicht mehr lustig, zumal ihr Mann, unser Meisterkoch, auch von den zubereiteten Köstlichkeiten genascht hatte, und in den Himmel stierend regungslos in seiner Hängematte fläzte. Daneben – genauso stoned – Maa, die Promenadenmischung des Hauses, dem Madame Manit höchstpersönlich nichtsahnend all unsere Essensreste verfüttert hatte.

Nein, die Alte war schwer angepisst von der ganzen Situation. Ihr bretterbreiter Alter in der Hängematte, der halbtote Hund, dazu die Kotze und der jammernde, womöglich sterbende japanische Tourist.

»Pan-haa, pan-haa! Mai dii!« (»Probleme, Probleme! Nicht gut!«) fluchend, beendete sie resolut unser highliges Abendmahl, in dem sie den Strom abdrehte und uns aufforderte, uns selbst und vor allem den Japaner wegzubringen.

Martin und ich taten, wie von der energischen Chefin geheißen, und wir schleppten uns mitsamt Joshi an den Strand. Dieser konnte nur noch *»Doctor, Doctor ...«* stammeln, um dann zwei Meter vor seiner Unterkunft in den Sand zu sinken.

Und plötzlich verharrte er in völliger Ruhe.

Oh Gott, ist er jetzt gestorben? Nein, mitnichten.

Joshi war jetzt woanders. In einer Welt, die er von den Sagen und Märchen der Alten kannte, die er lebend betreten zu dürfen jedoch niemals zu erträumen gewagt hätte. Seine physischen Leiden waren vorbei, jetzt war er auf der Reise.

Wieder kamen »Ahhhs« und »Ohhhs«. Aber diesmal der staunenden, der beglückten Art. Und dann begann Joshi zu sprechen.

Leise, monoton und natürlich auf japanisch. Obwohl ich kein Wort verstand, verstand ich, dass er ein zutiefst mystisches Erlebnis hatte. Und keine Frage: Er brauchte jetzt weder uns noch einen Doktor, nicht einmal mehr die zwei Valium, die mir Manits Frau als *»medicine«* für ihn brachte.

Joshi hatte es geschafft und erlebte einen Trip, für den unsereins mindestens ein fettes Magic-Mushroom-Omelett benötigt.

Wir ließen ihn so liegen, holten Kerzen (der Strom blieb zur Strafe aus) und wankten zurück zu den Mädels in der Strandbar. Erst mal einen quarzen.

Am nächsten Morgen erwachten dann alle bei strahlendem Sonnenschein dort, wo es sie am Abend umgelegt hatte. Alle gut gelaunt, außer Manit, der sich in der Nacht noch einen Jahrhundertanschiss von seinem Weibe abgeholt hatte und reichlich geknickt schien.

Auch Joshi lebte wider eigenem Erwarten noch, wirkte aber, wie Manits Hund übrigens auch, doch noch etwas mitgenommen. Natürlich waren wir gespannt, was er zu berichten hatte.

Doch irgendwie war er nicht mehr der, welcher er die Tage davor gewesen war. Nämlich ernst, nachdenklich und irgendwie plötzlich furchtbar erwachsen. Er faselte irgendwas von Geistern und Dämonen, von seinen Urahnen, denen er begegnet sei, und dass er beschlossen habe, sofort seine Heimreise anzutreten.

Dann schüttelte er den Kopf und meinte stirnrunzelnd: *»How can you take this stuff all day long?«*

Das Zehn-Uhr-Boot kam pünktlich und Joshi verschwand, wie er gekommen war. Nur den albernen vietnamesischen Reisbauernhut, den hatte er Gott sei Dank vergessen.

Quellen

Texte

Risiken und Gefahren – und wie sich diese vermeiden lassen *Lucys Rausch* Nr. 6, Herbst 2017 • **Verhaftungen, Einreiseverbot und wie der Hanf aus Nepal verschwand** *Lucys Rausch* Nr. 8, Herbst 2018 • **Auf der Suche nach dem Highligen Gral** *Lucys Rausch* Nr. 9, Frühling 2019 • **Das Haus in den Bergen** *Lucys Rausch* Nr. 10, Herbst 2019 • **Die Kathedrale** *Lucys Rausch* Nr. 11, Herbst 2020 • **Schwaben und Schaben** *Lucys Rausch* Nr. 12, Sommer 2021 • **Die Eidechse** *Lucys Rausch* Nr. 13, Frühling 2022 • **Der Abend vor der Finsternis** *Lucys Rausch* Nr. 14, Herbst 2022 • **Die verlorene Stadt** *Lucys Rausch* Nr. 16, Herbst 2023 • **Ferien auf dem Haschbauernhof** *grow!-Magazin* Nr. 6/2012 (*Hanf!* 2/1998) • **Von eifrigen Betreuern und übereifrigen Putzfrauen** *grow!-Magazin* 4/2017 und 5/2017 (kompilierte Artikel) • **Highway ins Rif** *grow!-Magazin* Nr. 2/2023 • **Abendmahl für Joshi** *grow!-Magazin* Nr. 6/2020

Bilder

Adobe Stock 60, 72, 84,119, 125 • Arne Hückelheim/Wikimedia 20 • Cat_collector/Wikimedia 145 • iStock 37, 72, 143 • Mushroom Observer 29 • PD 20, 29, 37, 72, 84, 122, 131, 149 • Pexels 10 • Pixabay 29, 37, 50 • PxHere 29 • Roger McLassus/Wikimedia 20 • Shutterstock 114 • Stefan Haag 37, 41 • Unsplash 10 • Wikimedia 10, 20, 29, 50 • Yael Photos 95 • ZVG 37, 46, 10, 37, 46, 50, 60, 68

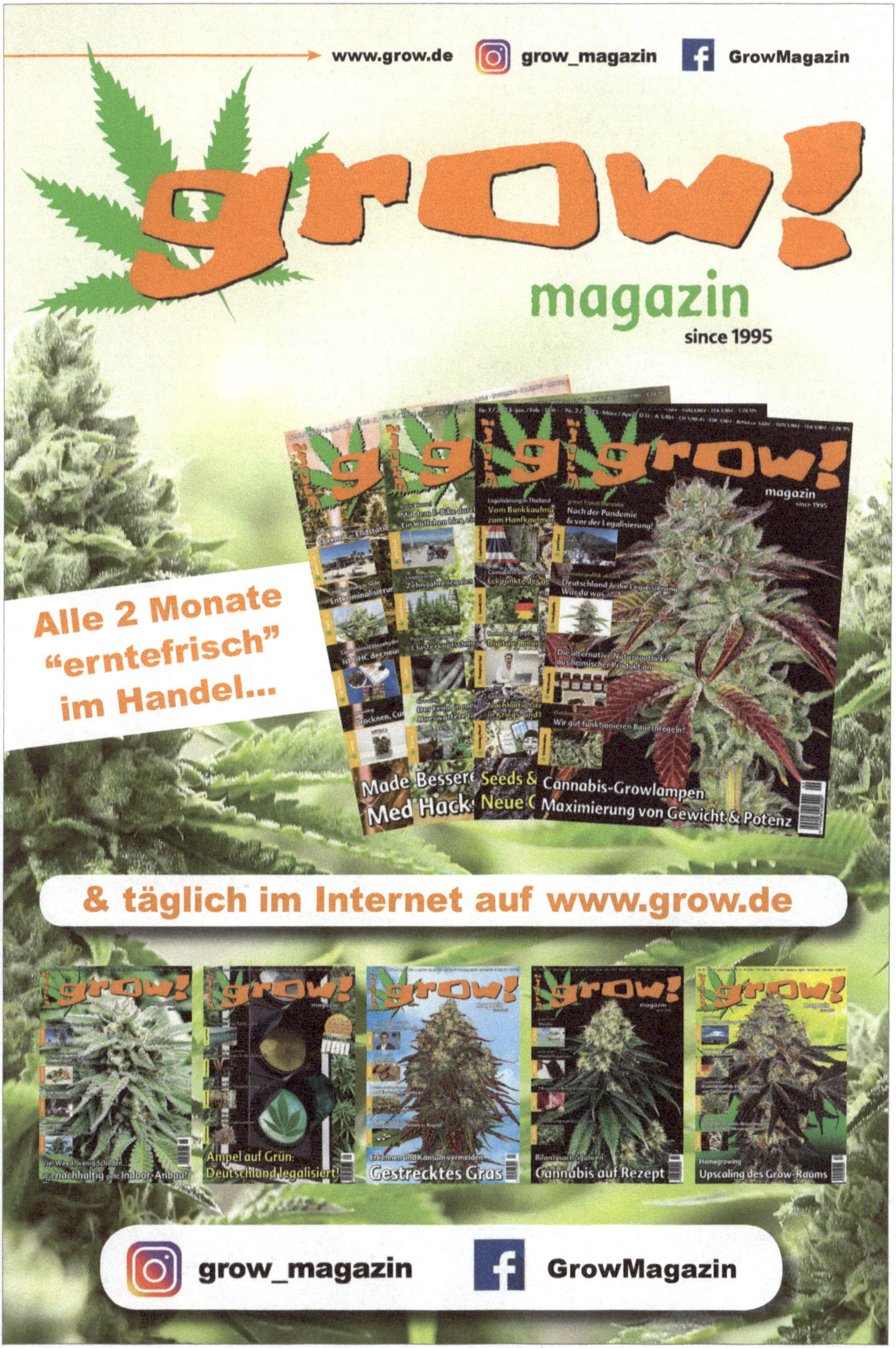
www.grow.de
grow_magazin
GrowMagazin
grow!
magazin
since 1995
Alle 2 Monate
"erntefrisch"
im Handel...
Cannabis-Growlampen
Maximierung von Gewicht & Potenz
& täglich im Internet auf www.grow.de
Wie nachhaltig geht Indoor-Anbau?
Ampel auf Grün:
Deutschland legalisiert!
Gestrecktes Gras
Cannabis auf Rezept
Upscaling des Grow-Raums
grow_magazin
GrowMagazin